Marcela I. Feria

Alzheimer:
una experiencia humana

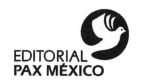

**EDITORIAL
PAX MÉXICO**

EL LIBRO MUERE CUANDO LO FOTOCOPIAN

෨ ෪

COORDINACIÓN EDITORIAL: Matilde Schoenfeld
PORTADA: Luis R. Vargas y González

© 1998 Marcela I. Feria Ochoa
© 1998 Editorial Jus, S.A. de C.V.
© 2005 Editorial Pax México, Librería Carlos Cesarman, S.A.
    Av. Cuauhtémoc 1430
    Col. Santa Cruz Atoyac
    México, D.F. 03310
    Teléfono: 5605 7677
    Fax: 5605 7600
    Correo electrónico: editorialpax@editorialpax.com
    Página web: www.editorialpax.com

Primera edición en esta editorial
ISBN 968-860-764-9
Reservados todos los derechos
Impreso en México / *Printed in Mexico*

In Memoriam
Tito López Acevedo

Índice

Se acaba

Se va a acabar
sí
se acaba a diario

Atrás queda
la espera
el encuentro
el miedo
el adiós
el retorno

Y el otro día
siempre es
el otro día

Renovamos
el encuentro
o la esperanza
o el desvelo
o el adiós

Se acaba a diario
sí
no hay futuro

es hoy
cuando morimos
es hoy
que renacemos

Es hoy que estamos.

JORGE ABENAMAR SUÁREZ ARANA

Prólogo

Un pensamiento, un sentimiento, un conocimiento, una experiencia, eventos que forman parte de nuestro ser, nos hacen diferentes del resto de las especies animales. La memoria nos permite vivir del pasado, ser en el presente y aprender andando un camino de nuestra vida. La demencia, la falla cerebral, el síndrome orgánico cerebral, son términos que hemos utilizado los médicos, de acuerdo con la especialidad, para identificar a enfermedades que cursan con alteración de la memoria. La enfermedad de Alzheimer, una de tantas demencias y la más frecuente, es una de las entidades que pelean entre otras, por la denominación de "enfermedad del siglo xx".

Alzheimer: una experiencia humana transmite a cualquier lector, sin importar su preparación, información, familia o círculo social, conocimientos que van desde los aspectos médicos básicos indispensables para entender la problemática del paciente hasta las bases del desarrollo humano –que brindan los conocimientos para una mejor comprensión de la propia actitud ante la situación familiar de la enfermedad–, e incluye una gran cantidad de información práctica que permite, tanto a los miembros de la familia como a los cuidadores, hacer frente a la mayoría de las circunstancias que se presentan en la vida diaria de estos pacientes.

Marcela I. Feria Ochoa, a través de su acompañamiento a enfermos, familiares y personal de atención, ha logrado compilar lo más relevante en lo relacionado a la enfermedad de

Alzheimer. Gracias a su maestría en orientación y desarrollo humano nos da una visión diferente de esta enfermedad.

Deseo sinceramente que este libro forme parte de la punta de lanza de otros estudios que habrán de dar a conocer la gran experiencia y conocimientos de numerosos mexicanos que intentan ayudar a los demás por medio de la combinación del humanismo y la ciencia.

CARLOS D'HYVER DE LAS DESES

Prólogo a la segunda edición

Alzheimer: una experiencia humana ha demostrado ser un gran libro de referencia para los familiares de pacientes enfermos, para los médicos y para todo el equipo humano encargado de la atención de personas con alteración cognitiva. El interés por el tema hacía necesaria una puesta al día, donde aspectos relevantes del conocimiento científico se mencionan, dando a la obra una actualización que permite al lector conocer los factores descubiertos en cuanto a la etiología, a la genética y a los nuevos tratamientos propuestos. Así mismo observamos cómo el abordaje familiar cobra una mayor importancia en el manejo, ofreciendo una visión humanística completa.

Marcela I. Feria, como siempre, con su entusiasmo y espíritu, cristaliza sus ideas en un documento de gran ayuda: la experiencia y conocimientos asociados a la gran calidad humana permiten un resultado único.

Este libro forma y formará parte de un sin número de bibliotecas familiares y no deberá faltar en todos los centros de formación donde se obtengan títulos con contenido social, familiar, psicológico o médico.

Deseo que este libro sea de gran ayuda a todas aquellas personas que se tienen que enfrentar día tras día la pérdida de memoria de algún familiar, de un compañera de trabajo o una persona receptora de nuestros cuidados.

DR. CARLOS D'HYVER DE LAS DESES

Agradecimientos

A los pacientes y sus familias, gracias, por haber compartido su confianza, sus vidas, sus historias, inquietudes y experiencias expresadas tanto en privado como en el Grupo de Apoyo para Familiares del Hospital "Adolfo López Mateos" y del Hospital "Gabriel Mancera".

Muchas horas fueron padecidas y disfrutadas con el maestro Jorge A. Suárez Arana. Gracias a su aportación de ideas, sentido crítico, paciencia, disponibilidad y buen humor, contribuyó de manera fundamental al logro de este libro.

También considero el valioso apoyo incondicional del doctor Carlos D'Hyver de las Deses y del maestro Luis Vergara Anderson. Al doctor D'Hyver le agradezco su entusiasmo y sugerencias. Al maestro Vergara le agradezco su confianza y aliciente a mi capacidad, y a ambos, que generosamente me hayan estimulado.

Un buen número de amigos queridos han estado presentes a través de su estímulo y cariño a lo largo de este trabajo. A todos ellos, gracias.

Finalmente, una vez más, agradezco la siempre presencia de Gabriela, como alguien que me motivó a amar este camino.

Presentación

Mi interés al escribir este libro es el deseo de compartir una experiencia muy rica en aprendizaje y crecimiento personal en mi trabajo con pacientes de Alzheimer y sus familias. Las enseñanzas que de ellos he recibido a través de su sufrimiento, del coraje con que lo viven y del significado que encuentran en el desarrollo de una enfermedad crónica, produjeron un cambio significativo en mi vida; cambio que se traduce en ser más consciente de lo que la vida significa, en ayudar a los demás y, a la vez, aceptar la ayuda de otros y en tener una actitud de apertura y aceptación hacia lo que la vida me ofrezca.

Con frecuencia pasamos por alto el valor de la vida, de la salud, del trabajo, de los afectos cercanos y, en vez de verlos como valores preciados y apreciarlos y respetarlos, los damos y vivimos como un hecho, como algo que nos es gratuito y que no tenemos que hacer nada para merecerlo.

Sin embargo, cuando nos enfrentamos a una situación límite, como puede ser el caso de una enfermedad terminal, ante la amenaza de perder estos valores −como paradoja− podemos recuperarlos. Así, puede ser que empecemos a darnos cuenta de que las pérdidas que hemos tenido a lo largo de nuestras vidas han sido necesarias para abrirnos a la posibilidad de encontrar un camino de reconstrucción, a una búsqueda más profunda de reflexión personal en nuestras creencias esenciales, nuestras actitudes y el papel que nos toca cumplir en la vida.

Este libro ofrece una alternativa de orientación humana para todos aquellos que rodean a un paciente con la enfermedad de Alzheimer. Sé que las personas que viven la experiencia de esta enfermedad, cuando están fuertemente presionadas por circunstancias externas, se enfrentan con sus carencias y errores, pero también tienen dentro de ellas mismas capacidad de fortaleza, de aceptación, de dar sentido a sus vidas, de amar; amor que no siempre es claro hacia sí mismas y hacia otros, porque a veces es necesario pasar por el dolor de situaciones trágicas para tomar conciencia de esas carencias, de esas capacidades y de ese amor. Mi deseo es que, a través de su lectura, puedan ver que su búsqueda para encontrar un sentido a la enfermedad es, en realidad, un esfuerzo para encontrar un sentido en la vida.

El libro también es un intento de ayudar a que cualquier persona encuentre respuestas que le permitan acercarse y comprender más a los seres humanos que están detrás de cualquier enfermedad.

Introducción

Cada vez más, en nuestro país y en otros lugares del mundo, se empieza a oír y hablar acerca de la enfermedad de Alzheimer, que es la más común de las demencias. La enfermedad de Alzheimer es motivo de preocupación mundial. Es la primera causa de deterioro mental en Estados Unidos y Canadá y la cuarta causa de mortalidad en la población de edad avanzada después de enfermedades del corazón, cáncer y embolias. En México, según registros, la padecen 430,000 personas y, si bien afecta a jóvenes, pues se han detectado casos entre 30 y 50 años,[1] su incidencia es mayor desde los 65 años. Es la enfermedad más frecuente de las demencias irreversibles y cada vez aumenta más el índice de casos en los ancianos, hasta llegar al 20% de la población afectada a los 80 años de edad.

Dado que el incremento en la población de ancianos cada vez es mayor tanto en países desarrollados como en los subdesarrollados, los problemas que se generan en ámbitos públicos y privados para resolver el problema social que representa la enfermedad son enormes. Al ser Alzheimer una enfermedad más propicia a desarrollarse durante la vejez, la persona que la padece, con el tiempo, necesitará de apoyos físicos, mentales y emocionales y dependerá totalmente de sus núcleos familiares, médicos y sociales.

---

1. Datos proporcionados por el Instituto Nacional de Neurología y Neurocirugía "Manuel Velasco Suárez", México, D.F.

En México, a la fecha, no se cuenta con recursos médicos, técnicos y humanos suficientes para resolver el problema social que representa la enfermedad. Como consecuencia, la familia es un elemento clave para la atención y el cuidado de las personas que padecen demencia.

La naturaleza progresiva y deteriorante de la enfermedad hace que los enfermos de Alzheimer requieran de un cuidado constante las 24 horas del día. Esto representa un gran desgaste de recursos físicos, emocionales y económicos en los familiares, que los convierte en las "segundas víctimas de la enfermedad", pues en su deseo de otorgar el mejor cuidado a un ser querido, a menudo tienen que relegar otros aspectos vitales como son su vida afectiva, laboral, social y su propia salud. Esto hace que tengan una necesidad muy importante de prepararse para enfrentar, junto con el enfermo, toda una gama de problemas físicos, psicológicos, sociales y existenciales.

Por un lado, la familia tendrá que saber cómo proveer el ambiente físico, estimulante y emocional en el que el paciente debe vivir. Por otro lado, tendrán que enfrentar interacciones nuevas y diferentes entre ellos mismos que harán que cambien sus roles y responsabilidades individuales dentro de la estructura familiar, así como tocar otras dimensiones desde el punto de vista existencial, en donde se ven especialmente amenazados en su seguridad personal y en su propio ser.

El que las familias logren adaptarse a esta situación tan especial dependerá de sus habilidades, voluntad y disposición para aprender a manejar la enfermedad. Este aprendizaje puede ser difícil y doloroso, ya que implica aceptar la enfermedad como un hecho que cambia a la persona que la padece, informarse acerca de los cambios que van a suceder tanto en el paciente como en el entorno familiar, asumir responsabilidades nuevas y diferentes, asimilar afectivamente lo que significa la enfermedad para el paciente y la familia, aprender a respetarse en sus limitaciones, etcétera.

Todo esto ocasiona una gran tensión, por lo que es necesario que el grupo familiar tenga un manejo adecuado de sus emociones y sentimientos y de su salud. De lo contrario, llegarán a estar más vulnerables a enfermedades y conflictos familiares que pueden agravar el problema.

Proponer en este trabajo el enfoque humanista existencial, es ofrecer conocimientos e información sobre características inherentes a la condición humana, porque considero que aporta elementos de ayuda para el paciente y la familia que favorecen la comprensión de la problemática humana y existencial que se vive en el proceso de la enfermedad.

A través de mi experiencia directa con los pacientes, las familias y los cuidadores me he dado cuenta de que:

a. Existen aspectos emocionales y afectivos de esta enfermedad que pueden ser tratados para mejorar la calidad de vida de la persona que la sufre y la de sus familiares.

b. Existe la necesidad de otro tipo de información más extensa que les permita a los familiares entenderse mejor a ellos mismos para que adquieran una mayor conciencia de su propia vida y encuentren sentido en su hacer y en su ser.

c. Existe necesidad por parte de las familias de tener más conocimiento y preparación para que, a su vez, generen grupos de autoapoyo.

d. Gran parte de la literatura está en otros idiomas a los que no tienen acceso muchas familias de nuestro medio.

Mi propuesta es que la enfermedad de Alzheimer se tome como una experiencia humana que pueda convertirse en un reto y brinde la oportunidad de crecer en conjunto a las personas que rodeamos al paciente. Al decir esto me incluyo, ya que al estar trabajando como terapeuta con el enfermo y la familia, mi trabajo específico hace que confronte mi estilo de vida, mi salud, mis capacidades, mis sentimientos, mis valores, y esto es una invitación para preguntarme qué estoy haciendo con mi vida.

Lo que pretendo es explorar lo que sucede en la familia en el aspecto experiencial, emocional y existencial porque, a través de lo que he observado y vivido, pienso que un enfoque de este tipo puede ofrecer elementos de apoyo para que los familiares tengan un conocimiento más amplio acerca de sus sentimientos y actitudes con el fin de que puedan enfrentar, tolerar y aceptar todo el dolor emocional que implica la enfermedad, para que no sometan sus propias vidas a través de la imposición, sino que a través de la decisión puedan decirle sí a la vida a pesar de lo trágico de la situación.

Este libro va dirigido principalmente a los familiares, a las personas que mantengan contacto con el núcleo familiar (amigos, enfermeras, cuidadores, médicos, etc.), a los enfermos que todavía puedan compartirlo y a todos aquellos que estén interesados en el tema. Considero que también tiene un alcance de aplicación para cualquier persona y para otro tipo de enfermedades crónicas como puede ser cáncer, sida, Parkinson y esclerosis múltiple, por citar algunas.

Concretamente, pretende:

1. Proporcionar información acerca de lo que es la enfermedad, examinando los elementos humanos y existenciales que conlleva para el enfermo y la familia.

2. Promover una mayor conciencia pública a través de la información para reducir el aislamiento social experimentado tanto por el paciente como por la familia.

3. Demostrar que los lineamientos del enfoque humanista existencial sirven para ayudar a que los familiares encuentren diferentes caminos de acercamiento al enfermo para elevar tanto la calidad de vida de éste o la de ellos e intentar concientizarlos de que la manera en que reaccionen y se adapten a la enfermedad será decisiva para su vivir cotidiano.

4. Proponer que haber vivido la experiencia de la enfermedad puede dejar en los familiares un crecimiento y un aprendizaje perdurable y enriquecedor para sus vidas.

CAPÍTULO 1

De las demencias

Antecedentes

En la actualidad, uno de los temores más generalizados en el ser humano es el miedo al envejecimiento. Confusión para hablar, olvidos eventuales, pasos vacilantes, arrugas, resequedad de la piel, adelgazamiento, encanecimiento del cabello, disminución de la vista o del oído, inclinación a reaccionar de manera negativa a los cambios, alteraciones sensoriales y mentales, sensación de sentirse deprimido, incomprendido, aislado, rechazado, angustiado, enojado, inútil, solo..., son algunos de los síntomas y sentimientos que nos hacen imaginar que las vidas prolongadas suponen grandes problemas y limitaciones.

De hecho, algunos de estos indicios se presentan conforme la persona va avanzando en edad, ya que el envejecimiento es un proceso de cambios naturales que empieza en el momento de la concepción.

Muchos de nuestros temores disminuirían si se difundieran más los resultados de las investigaciones hechas en los últimos años en torno al envejecimiento, porque revelarían datos tranquilizadores acerca de la fisiología del anciano.

Con la vejez, la persona se vuelve frágil y vulnerable porque está expuesta a cambios ocasionados por factores hereditarios, físicos, psicológicos y del medio ambiente. Tener conocimiento de éstos ayuda a entender el proceso de envejecimiento, a comprender que son cambios normales que ocurren en esta etapa de la vida y a eliminar ideas falsas que se dan en torno a la vejez.

Vivir una vida larga puede ser motivo de satisfacción para muchos, pero también lo es de preocupación, ya que es posible desarrollar enfermedades que si no se diagnostican bien y a tiempo, pueden convertirse en un problema crónico y progresivo como es el caso de las demencias.

Demencia es el término que se utiliza para designar un conjunto de síntomas originados por diferentes enfermedades. Implica un deterioro global de las funciones mentales, aunque su rasgo característico es la pérdida de la memoria reciente. Los síntomas pueden incluir pérdida de las funciones del lenguaje, incapacidad para pensar y razonar en abstracto, para cuidar de sí mismo, cambios en la personalidad, inestabilidad emocional y pérdida de ubicación en el tiempo, en su persona y en el espacio. Puede afectar a personas de cualquier edad aunque es más probable que se presente en edades avanzadas. "Estos padecimientos nunca son consecuencia del envejecimiento normal".[2]

Si bien ahora es posible llegar a una edad avanzada gracias a diversos factores, como son el avance de la tecnología biomédica, la cura de muchas enfermedades infecciosas, el diagnóstico oportuno y el tratamiento precoz, no deja de ser inquietante que vivir muchos años ha provocado el aumento en la proporción de ancianos en la población. Como consecuencia de este incremento ha habido un aumento concomitante en la

---

2   Carnevali, D.L. y M. Patrick, *Tratado de geriatría y gerontología*, 2a. ed., Nueva Editorial Interamericana, México, 1988, p. 289.

ocurrencia de enfermedades crónicas en términos generales, y en alteraciones demenciales en términos específicos.

El manejo de las enfermedades crónicas representa un problema a largo plazo, o de por vida, no sólo para el paciente sino también para la familia. Las alteraciones demenciales conllevan un gran problema médico y social, ya que a pesar de los avances en la investigación científica, hasta ahora se desconoce el origen de la mayoría de las demencias.

Afortunadamente, la gran mayoría de ancianos no presentarán los estragos de las enfermedades demenciales, porque estos trastornos son poco comunes aun entre las personas de edades avanzadas y son menos prevalecientes que otros problemas de salud en la vejez. "Sin embargo, estas enfermedades han sido descritas como trágicas, atemorizantes y destructivas".[3]

Datos estadísticos. En México el problema es similar al de otros países. En 2000 teníamos 6,948,457 de ancianos mayores de 60 años.[4] Se estima que 6% de estas cifras corresponden a ancianos demenciados a partir de los 65 años y 20% a partir de los 80 años.[5]

En Gran Bretaña, el censo de 2001 identificó 9,354,233 personas de más de 65 años; "se estima que más de 775,200 personas padecen demencia".[6]

"En Brasil se estima que 1,200,000 personas tienen la enfermedad de Alzheimer..."[7]

---

3   Levin, E., I. Sinclair y P. Gorbach, Families, *Services and Confusion in Old Age,* Gower Publishing Company, Aldershot, 1989, p. 1.
4   *Censo general de población y vivienda* 2000, INEGI, México, 2000.
5   Datos proporcionados en forma oral en el Instituto Nacional de Neurología y Neurocirugía "Manuel Velasco Suárez".
6   Susan Frade, vocera de *Alzheimer's Disease International,* Londres.
7   ABRAz (Associação Brasileira de Alzheimer, por sus siglas en portugués), Sao Paulo, Brasil.

"En Malasia la enfermedad de Alzheimer afecta aproximadamente a 50,000 malasianos..."[8]

Estas estadísticas coinciden con las reportadas en otros países como Estados Unidos, Canadá, Francia, Irlanda, Holanda, Bélgica, Argentina, etc., de donde se desprende que la demencia es un problema a nivel mundial.

De acuerdo con estas cifras, vemos que el aumento en la población anciana indica que el número de personas demenciadas continuará creciendo, y esto hace que las demencias en la vejez se conviertan en un enorme problema social porque afecta no sólo a quienes la padecen, sino también a sus familiares y a aquellos que les rodean.

Importancia del estudio de la demencia

La preocupación de muchos investigadores por estudiar la demencia es relevante porque afecta muchas dimensiones del bienestar humano. Diferentes factores entran en juego: la duración prolongada de la enfermedad y su pronóstico desalentador, su alto grado de dependencia, el gran número de vidas involucradas y la severidad de los efectos físicos, psicológicos y económicos que la enfermedad impone sobre las víctimas y familiares.

La demencia como problema social

La demencia surge como un problema social a finales de los años setenta debido a cambios en los patrones familiares. A

---

8   Sharin, *Newsletter of the Alzheimer's Disease Foundation Malaysia* (ADFM), vol. 3, núm. 2, Petaling Jaya, Selangar, abril-junio de 2001, p. 5.

partir de entonces, la naturaleza de la familia ha cambiado. Estudios realizados muestran preocupación por el hecho de que en la actualidad la familia está menos dispuesta a ayudarse entre sí que lo que estaba hace 15 o 20 años, debido a:

a. El aumento de ancianos que viven solos, ya sea por soltería, separación, divorcio o muerte del cónyuge.

b. La disminución en la convivencia entre padres e hijos, ya sea por distancias geográficas o por independencias respectivas.

c. El ingreso de la mujer a la fuerza de trabajo en empleos de tiempo completo.

d. Disminución en el tamaño de las viviendas unifamiliares.

Esto nos lleva a preguntarnos quién va a cuidar a los ancianos en sus hogares, especialmente a aquellos que se encuentran demenciados y que no pueden quedarse solos aun por periodos cortos. Esto hace que la demencia sea un problema social, porque la carga de dependencia recae en la sociedad como un todo, en sus propios miembros productivos y en las familias.[9]

También implica el establecimiento de normas políticas en relación con el manejo de las enfermedades demenciales. Desde el punto de vista humano, los pacientes necesitan ser bien tratados y ni todas las familias ni todos los cuidadores están preparados para hacerlo. Desde el punto de vista económico, también existe imposibilidad en muchas personas para afrontar la enfermedad, porque el cuidado de un paciente crónico en el hogar ocasiona gastos adicionales, pérdida potencial de ingre-

---

9   Gilhooly, Mary L.M., Steven H. Zarit y James E. Birren, *The Dementias. Policy and Management*, Prentice Hall, Englewood Cliffs, 1986, p. 10.

sos y privaciones económicas a largo plazo. Si las personas demenciadas tienen que ser cuidadas, ¿quién va a pagar? y ¿por cuánto tiempo?

Considerando estos factores, sería conveniente que el gobierno estableciera políticas encaminadas a ofrecer incentivos para crear instituciones públicas y privadas dedicadas a la atención de este tipo de pacientes, al reconocimiento de los gastos adicionales del cuidado de los pacientes demenciados dentro de los beneficios del sistema social y a establecer programas para capacitar a familiares y personas interesadas para brindar un mejor trato a los pacientes.

Síntomas de la demencia

Por lo general, el principio de la demencia es insidioso. El paciente o la familia notan olvidos menores, intranquilidad o apatía, una tendencia incrementada a perder cosas pequeñas, inconsistencias en algunos de los quehaceres normales cotidianos, y conductas y palabras repetitivas.

Con el tiempo, el proceso demencial se agrava y se van alterando las funciones cognitivas. Las personas dejan de trabajar, se llegan a perder en sus alrededores, dejan de reconocer a personas, revierten su ciclo de sueño. Puede que tengan alucinaciones o conductas paranoides. Algunas personas conservan rasgos de su personalidad aun en demencias severas y otras se comportan inadecuadamente o se vuelven antisociales.

La demencia es un estado muy variable. La persona puede estar consciente o no de su demencia. Puede ser progresiva como en las enfermedades degenerativas, o estática como en un estado de daño post-cerebral. Aun cuando sea progresiva, la duración del deterioro puede ser lenta o rápida, oscilando de unos cuantos meses a muchos años. Las manifestaciones varían de enfermedad a enfermedad y de paciente a paciente.

Diferentes tipos de demencia

Las demencias se distinguen por sus síntomas, nivel de avance, patrones hereditarios y edad en que se inicia.

En la actualidad, algunas de las causas son irreversibles y otras son potencialmente reversibles. Las demencias son irreversibles cuando están originadas por una enfermedad cerebral degenerativa. Las más sobresalientes son la enfermedad de Alzheimer y la demencia multi-infarto.

Las demencias potencialmente reversibles son aquellas provocadas por enfermedades metabólicas, reacciones a medicamentos, infecciones, etcétera.

También existen algunas condiciones que pueden parecer demencias irreversibles y que se pueden detener o revertir, como son el delirio (*delirium*), la depresión, los efectos de lesiones en la cabeza o cambios originados por el proceso de envejecimiento.

La tarea principal para los médicos es estar familiarizados con todos estos problemas, ya que si no los identifican, pueden ser interpretados erróneamente como demencias cuando son potencialmente tratables.

Demencias irreversibles

Enfermedad de Alzheimer

La enfermedad de Alzheimer, sobre la que profundizaremos más en el siguiente capítulo, es conocida también como "demencia degenerativa primaria de inicio pre-senil o senil, demencia tipo Alzheimer, demencia senil y demencia senil de tipo Alzheimer".[10]

Esta enfermedad es un daño en el funcionamiento del cerebro que ocasiona un deterioro lento pero continuo en las funciones de la memoria, la personalidad y el juicio, así como de las capacidades intelectuales, físicas y emocionales de la persona que la padece.

La diferencia se basa en la edad de aparición: demencia presenil, antes de los 65 años, y demencia senil a partir de los 65 años.

El primer caso de esta enfermedad fue descrito por el médico alemán Alois Alzheimer en 1906. El foco de su atención fue una mujer de mediana edad en quien las facultades mentales fueron deteriorándose progresivamente. Había mostrado "celos progresivos" y cuando murió, a los 55 años de edad, después de una severa demencia, el doctor Alzheimer la definió médicamente como: "una pérdida profunda de memoria, de funcionamiento intelectual y de la capacidad para atender necesidades sociales y corporales".[11]

En la autopsia, su cerebro reveló "marañas de fibras y grupos de terminaciones nerviosas degeneradas en la corteza cerebral. Estos cambios físicos en el cerebro se han reconocido a partir de entonces como la marca característica de la enfermedad de Alzheimer".[12]

Actualmente se reconoce que la enfermedad de Alzheimer es la forma más común de demencia que puede afectar del 5 al

---

10 Krassoievitch, Miguel, *Demencia presenil y senil,* Salvat Mexicana de Ediciones, México, 1988, p. 16.

11 Roach, Marion, *Another Name for Madness. A Family's Losing Battle with Alzheimer Disease, The New York Times,* 1983, tríptico.

12 *Vida Sana,* año IV, núm. 20, México, diciembre de 1987, p. 2.

15% de los individuos de 65 años y del 20 al 30% de las personas de más de 80 años. Sin embargo, hay excepciones para esta regla; "el paciente más joven reportado tenía 28 años de edad".[13]

A la fecha, el origen de la enfermedad de Alzheimer se desconoce y no existe un tratamiento aceptado para detener o revertir el proceso de la enfermedad. Se invierte mucho en la investigación para descubrir las causas, teniendo como objetivos, por un lado, el genoma humano y, por otro, las teorías de tipo infeccioso por priones, virus o bacterias. Sin embargo, hasta el momento no hay nada demostrado.

Demencia multi-infarto

La segunda forma más común de demencia es la multi-infarto. "Estudios post mortem realizados, han encontrado que representa de 15 a 20% de casos de demencias".[14]

En el pasado, esta condición vascular era comúnmente conocida como "endurecimiento de las arterias", pero el proceso es mucho más complejo que lo que el nombre implica. La demencia multi-infarto ocurre cuando una persona sufre una serie de ataques o infartos por oclusiones de arterias en el cerebro. A menudo los infartos son tan pequeños que no se observan cambios evidentes y las personas que los han sufrido no desarrollan necesariamente una demencia.

Las causas se desconocen, aunque se cree que los factores de riesgo son los mismos que los de las enfermedades del corazón:

---

13 *Vida Sana, op. cit.*, p. 2.
14 Zarith, Steven H., Nancy K. Orr y Judy M. Zarith, *The Hidden Victims of Alzheimer's. Disease: Families Under Stress*, New York University Press, Nueva York, 1985, p. 18.

presión arterial elevada, dieta alta en colesterol, sobrepeso, tabaquismo y falta de ejercicio; sin embargo, no es claro por qué alguien que tiene factores de riesgo desarrolla una demencia y otros no. Se ha postulado que la gravedad del daño podría ser el marcador del inicio de la demencia vascular.

Por otro lado, el tratamiento para otras enfermedades, como presión arterial alta, insuficiencia vascular cerebral o ateroesclerosis puede mitigar un deterioro posterior, especialmente en los casos que son detectados a tiempo. Al igual que en la enfermedad de Alzheimer, no existen curas conocidas que reviertan el daño ocasionado por esta demencia.

En algunas personas con demencia se ha encontrado el daño cerebral propio de ambas enfermedades, –tanto de Alzheimer como de la demencia multi-infarto–, e investigaciones en autopsias han mostrado que "de 10 a 15% de todos los casos de demencia son de tipo mixto".[15]

Demencia Cuerpos de Lewy

Es una forma de demencia progresiva identificada por estructuras anormales en las neuronas llamadas Cuerpos de Lewy, distribuidas en diferentes áreas del cerebro. "Al análisis neuropatológico, estos casos muestran características típicas de tres enfermedades neurodegenerativas: de la enfermedad de Pick, atrofia lobar o focal; de la enfermedad de Alzheimer, placas neuríticas difusas y de la enfermedad de Parkinson, degeneración neuronal e inclusión de cuerpos de Lewy en la sustancia nigra... El problema aquí es definir si se trata de una va-

---

15 *Op. cit.*, p. 17.

riante de las enfermedades anteriores o simplemente la suma de ellas".[16]

La enfermedad de los Cuerpos de Lewy es más común que empiece a partir de los 65 años, sin embargo, también puede afectar a personas más jóvenes. Empieza de una manera suave, con un deterioro global de las funciones superiores: memoria, lenguaje, cálculos, toma de decisiones y habilidad visual espacial. Difiere de la enfermedad de Alzheimer en su avance y afecta y avanza más rápido en hombres que en mujeres. Frecuentemente, en el curso de la enfermedad los pacientes muestran estados agudos de confusión. Asimismo presentan alucinaciones visuales que suelen ser complejas, panorámicas, llenas de colorido y, en la mayoría de los casos, se presentan al despertar. Algunos síntomas pueden parecerse a los de la enfermedad de Parkinson, como rigidez en los músculos, temblores, postura encorvada y movimientos lentos arrastrando los pies. Presentan sensibilidad hacia algunos medicamentos, especialmente sedativos que pueden exagerar estos síntomas.

Para diagnosticarla, deben estar presentes por lo menos dos de los siguientes factores:

• Cognición fluctuante
• Alucinaciones visuales
• Características motrices de la enfermedad de Parkinson.

Algunos indicadores para un diagnóstico de Cuerpos de Lewy pueden ser las caídas frecuentes y una pérdida breve de conciencia. Esto puede resultar en caídas, pérdida pasajera de conciencia, sensibilidad neuroléptica y alucinaciones. A la fecha, no existe cura para esta demencia.

---

16   Mangone, C.A., R.F. Allegri, R.L. Arizaga y J.A. Ollari, *Demencia, enfoque multi-disciplinario*, Ediciones Sagitario, Buenos Aires, 1997, pp. 263-264.

Demencia en relación con el sida

La demencia experimentada por personas con sida es cada vez más reconocida. Aparece en más de 80% de pacientes con sida y, en la actualidad, se utiliza como uno de los criterios en el diagnóstico de sida para personas que tienen el virus de inmunodeficiencia humana (VIH) positivo. Se cree que este virus infecta el cerebro. La demencia ocurre en la etapa final de la enfermedad y afecta a la mayoría de pacientes, justo antes de morir.

Enfermedad de Pick

Es otra demencia conocida. Su inicio ocurre entre los 40 y 60 años, aunque se han reportado casos de personas más jóvenes y de más edad. Su desarrollo ocurre en un lapso de seis a 12 años y afecta áreas cerebrales diferentes de la enfermedad de Alzheimer. En ésta, existe una disminución extendida en la corteza cerebral mientras que en la enfermedad de Pick afecta los lóbulos temporales (comprensión y creación del lenguaje verbal, conocimiento de las sensaciones olfatorias y acústica, entre otros) y en especial el lóbulo frontal (creación del pensamiento abstracto, indiferencia, inestabilidad emocional, etc.); la caracterizan el comportamiento antisocial y la desinhibición.

Su origen se desconoce, aunque se maneja la hipótesis de acumulación de zinc en el cerebro. A la fecha, no existe tratamiento específico.

Enfermedad de Creutzfeld-Jakob

Ésta es una enfermedad de origen infeccioso (priones, partículas más pequeñas que los virus) degenerativa del sistema nervioso central que afecta a personas entre los 40 y 80 años de edad. "Presenta un desarrollo acelerado de demencia. Sus primeras manifestaciones son cambios mentales. El juicio y la razón se ven deteriorados, la memoria se ve afectada, la conducta se torna extraña y existe falta de coordinación. El paciente puede quejarse de ver distorsiones en el contorno y apariencia de los objetos. A medida que la enfermedad avanza aparece confusión, alucinaciones y en su fase final los pacientes se vuelven mudos, aturdidos, con movimientos paralizantes y rígidos. Generalmente mueren por infecciones recurrentes dentro de un lapso de tres a doce meses".[17]

Otras enfermedades pueden conducir a la demencia, como son el Parkinson, la Corea de Huntington, las degeneraciones espinocerebelares, la de Wilson, etcétera.

Enfermedad de Parkinson

Se origina por la pérdida de células nerviosas (y del neurotransmisor Dopamina que las contiene) en la sustancia nigra (zona importante del centro del cerebro que controla la parte motora). Los síntomas característicos aparecen gradualmente y son temblor, rigidez de miembros y postura (en algunas personas la rigidez está más marcada que el temblor). Además, se observa lentitud en el movimiento, lenguaje y pensamiento. Estos síntomas también pueden ser ocasionados por otras condiciones, como la enfermedad de Alzheimer, o por los efectos colaterales de algún fármaco tranquilizante. "La enfermedad de Parkinson

---

17 *Harrison's Principles of International Medicine*, 10a. ed., McGraw Hill, Nueva York, 1983, p. 2097.

se diagnostica cuando los signos característicos están presentes y no pueden atribuirse a otra condición".[18]

La severidad de los síntomas está considerablemente influenciada por factores emocionales, siendo agravados por tensión, ansiedad y tristeza, y es mínima cuando el paciente se encuentra en un estado mental estable. A pesar de la naturaleza inherente de la condición, se puede lograr mucho con un buen manejo médico; los pacientes pueden continuar viviendo de una manera efectiva y satisfactoria. "El deterioro intelectual no es un rasgo consistente de *parálisis agitans*, pero es de admitir que en etapas muy avanzadas es posible que presente demencia".[19] La asociación entre la enfermedad de Parkinson y la demencia se demuestra al presentarse el deterioro intelectual en los pacientes al paso de los años y, aun habiendo estado bajo control medicamentoso, un porcentaje importante de parkinsónicos desarrollan demencia degenerativa.

Enfermedad de Huntington (corea hereditaria, crónica y progresiva)

Es una enfermedad hereditaria y degenerativa del cerebro originada por un gen dominante. Esto significa que la mitad de todos los descendientes de una persona afectada desarrollará la enfermedad. Este gen de alguna manera lleva a la degeneración de las células nerviosas en el cerebro, especialmente en el control del sistema motor. La enfermedad se presenta en los años primeros y medios de la edad adulta, aunque a veces empieza antes de esta etapa. Los primeros síntomas son ligeras sacudi-

---

18 *Op. cit.*, p. 2097.
19 *Ibid.*, p. 2126.

das de los miembros o músculos de la cara. Es gradualmente progresiva. Tarda alrededor de 20 años en desarrollarse, hasta que los retorcimientos y sacudidas llegan a ocasionar incapacidad. Como una regla general, la demencia se desarrolla paralelamente a las alteraciones motoras y se va dando una creciente incapacidad tanto por los movimientos involuntarios como por los cambios mentales que ocasionan la muerte después de muchos años, por infecciones intercurrentes. No existe tratamiento para curar la Corea de Huntington.[20]

Degeneraciones espinocerebelares (carcinomatosa cerebelar)

La degeneración carcinomatosa cerebelar (espinocerebelar) se caracteriza por pérdidas extensas de células en todas partes de la corteza cerebral. Estas lesiones no dependen de la presencia de brotes tumorales en ninguna parte del sistema nervioso o de su corteza, sino que se atribuyen a un oscuro proceso infeccioso (metabólico) de algún modo resultante de la presencia de carcinoma.

La anormalidad aparece primero en las piernas dando como resultado una postura deforme así como pasos inseguros, vacilantes y tambaleantes, alteraciones en la articulación y en el ritmo del habla. Afectaciones de otros sistemas neuronales originan anormalidades neurológicas adicionales como reflejos exagerados del tendón, rigidez y demencia. El tiempo de evolución es relativamente rápido presentándose incapacidad severa dentro de un periodo de meses.[21]

---

20 *Ibid.*, pp. 2121, 2122.
21 *Ibid.*, pp. 2129, 2130.

Enfermedad de Wilson

Es una anormalidad hereditaria en la excreción hepática de cobre dando como resultado acumulaciones tóxicas del metal en el hígado, cerebro y otros órganos. Los efectos tóxicos en el hígado se manifiestan en hepatitis aguda y cirrosis. Cuando se encuentra en el cerebro el exceso de cobre está distribuido en todas partes.[22]

"Esta enfermedad rara afecta predominantemente a gente joven. Las acumulaciones excesivas de cobre en los tejidos parece ser la causa de los cambios".[23] Sus rasgos comunes son parálisis momentánea, rigidez, babeos, dificultad para tragar y para pronunciar, así como alteraciones psiquiátricas. Los pacientes mueren por los efectos de la toxicidad del cobre en el sistema nervioso central, con poca o ninguna evidencia del mal funcionamiento del hígado, pero en la mayoría se hace evidente una seria enfermedad del hígado. Los pacientes que sobreviven más tiempo siempre presentan cirrosis hepática.[24]

Condiciones que pudieran parecer demencias irreversibles

Debido a que muchas personas creen que la senilidad es una parte integrante del envejecimiento, cualquier cambio mental en las personas ancianas tiende a ser visto como un síntoma de demencia. De hecho, existen diferentes causas de cambios mentales que frecuentemente son confundidos con demencias irreversibles y que a menudo responden a tratamiento.

---

22 *Ibid.*, pp. 531, 532.
23 *Ibid.*, p. 1820.
24 *Ibid.*, p. 531.

"Estos problemas reversibles pueden ser clasificados por los síntomas que presentan. Así tenemos el *delirium*, la demencia reversible, la depresión y el daño cerebral no progresivo. También algunos cambios moderados de la memoria que resultan del envejecimiento normal pueden ser confundidos con senilidad".[25]

Delirium y demencia reversible

Estos términos se refieren a un conjunto de características que implican deterioro intelectual. Sus síntomas son parecidos a la demencia irreversible porque ocasionan conductas confusas en los ancianos, pero a menudo son originados por condiciones que pueden ser tratadas y el daño volverse reversible. Unas condiciones pueden ser resultado de problemas físicos, otras están relacionadas con problemas mentales y algunas son el resultado de ambas. Se ha comprobado que las siguientes causas originan *delirium*: medicamentos, depresión, desnutrición, deficiencia de vitamina B12 y ácido fólico, deshidratación, anemia, alcoholismo, infecciones virales o bacteriales, dolor crónico, ataques cardiacos, lesiones en la cabeza, tumor cerebral, ceguera, sordera, mal funcionamiento del hígado o del riñón, hiper o hipoglucemia, hiper o hipotiroidismo, etc. Algunos de los síntomas que se presentan son: desorientación, pensamiento alterado, habla incoherente, falta de atención, patrones de sueño modificado y deterioro de funcionamiento intelectual y memoria.

Los síntomas también pueden presentarse después de una intervención quirúrgica, fracturas, golpes craneales o modifica-

---

25   Zarith, Orr y Zarith, *op. cit.*, p. 18.

ciones del entorno, por ejemplo, cambios de domicilio o después de la muerte de un ser querido. El peligro aquí es que si los síntomas son vistos como consecuencia del envejecimiento y no se investiga el origen, la condición no será tratada. "Una persona de 35 años que muestre comportamientos confusos será ampliamente examinada para determinar el origen. Una persona de 80 años que muestre el mismo comportamiento podrá ser etiquetada de 'senil' y el origen del problema no se determinará".[26]

"Cuando la causa de los síntomas puede ser tratada, el resultado generalmente es bueno y puede ser que se recupere totalmente. El delirum puede durar de horas hasta meses, sin embargo, muchas de estas condiciones si se dejan de tratar conducirán a un daño cerebral permanente y/o a la muerte".[27] Por esto es muy importante realizar un diagnóstico preciso y de manera oportuna.

Una condición que origina síntomas de demencia potencialmente reversible y que ha recibido mucha atención es la hidrocefalia. Esta enfermedad implica obstrucción en el flujo de líquido cerebroespinal.

La hidrocefalia se identifica cuando el paciente muestra tres síntomas: trastornos en la marcha, retraso de funcionamiento mental, incluyendo pérdida moderada o severa de memoria, e incontinencia.

El tratamiento adecuado de esta enfermedad puede dar como resultado una reversión considerable de síntomas, pero existe una variedad de complicaciones potenciales. Se estima

---

26 *Special Focus on Dementia. Participant's Handbook Alzheimer Disease and Related Disorders*, 3a. revision, The Michigan Department of Mental Health, 1992, p. 2.
27 Zarith, Orr y Zarith, *op. cit.*, p. 20.

que entre 45 y 55% de pacientes se recuperan de manera satisfactoria.

"Aunque a veces se desconocen las causas de hidrocefalia en edades adultas y en la vejez, los factores que pueden contribuir a que se desarrolle son: lesiones en la cabeza, inflamaciones de tumores, infecciones (meningitis) o hemorragias cerebrales".[28]

Es importante tomar en cuenta que alguien que padece una demencia irreversible también puede desarrollar un delirium, porque estos pacientes se vuelven más susceptibles y vulnerables a los efectos de los medicamentos comúnmente prescritos para algunos síntomas que presentan pacientes con demencia. Mientras que al principio puede haber beneficios con estos medicamentos, también de una manera rápida pueden llevar a niveles tóxicos ocasionando que empeoren los síntomas que el medicamento iba a mejorar. "Por esto se procura que a los pacientes con demencia se les mantenga con dosis muy pequeñas o con nada de medicamentos como un aspecto importante en el cuidado".[29]

Daño cerebral no progresivo

Existen diferentes causas de daño cerebral que no son progresivas. Éstas incluyen daños derivados por lesiones en la cabeza, infartos y aneurismas.

Los deterioros originados por estos problemas tienden más bien a ser selectivos que globales; es decir, que algunas capacidades son afectadas pero otras no cambian y estas alteraciones generalmente permanecen estables.

---

28 *Ibid.*, p. 20.
29 *Ibid.*, pp. 23, 24.

Debido a que los síntomas aparentes en caso de daño cerebral son parecidos a aquellos que muestran las demencias, frecuentemente se pasa por alto la posibilidad de que el daño cerebral no progresivo sea una causa. Por esto es muy importante diferenciar las condiciones no progresivas de las progresivas, porque tanto para el paciente como para la familia tienen implicaciones dramáticamente diferentes. "Un ejemplo pudiera ser que el paciente pueda compensar problemas cognitivos ocasionados por daño cerebral utilizando capacidades que no han sido afectadas".[30]

Depresión

A menudo es difícil distinguir entre los ancianos la depresión de la demencia irreversible. Muchos síntomas de las personas deprimidas se parecen a los de las personas con demencia. Presentan lentitud en sus respuestas físicas y mentales, poco o ningún interés en lo que los rodea, se alejan de sus actividades diarias. También se quejan de pérdida de memoria pero, en contraste con la demencia, los cambios en la memoria provocados por la depresión son moderados.

La importancia de destacar la diferencia entre demencia y depresión es que las personas deprimidas mejoran con tratamiento. Dependiendo del caso, pueden ser eficaces diferentes tipos de terapia. Tratamientos como psicoterapia y grupos de apoyo ayudan a las personas a enfrentar cambios importantes en sus vidas. Algunas terapias "de plática" de corto plazo (12 a 20 semanas) han probado ser útiles. En éstas, de acuerdo con las técnicas que se utilicen, se ayuda a que los pacientes

---

30 *Ibid.*, p. 24.

reconozcan y cambien patrones negativos de pensamiento que los han llevado a la depresión.

Los medicamentos antidepresivos también ayudan, ya que pueden mejorar el estado de ánimo, trastornos del sueño, apetito y concentración. Estos medicamentos se toman en un lapso de seis a 12 semanas antes de que se muestren signos evidentes de avance y puede ser necesario que se continúen tomando durante seis meses o más, después de que los síntomas han desaparecido. Estos tratamientos se pueden aplicar en conjunto (psicoterapia y medicamentos) o solos.

"Otra consideración es que la demencia y la depresión no se presentan por separado. A menudo la depresión se presenta en las primeras etapas de la enfermedad demencial, sin embargo un tratamiento adecuado de la depresión puede mejorar algunos aspectos del funcionamiento de la persona".[31]

Envejecimiento normal

"En general se considera al envejecimiento como un proceso que se inicia desde la concepción y que termina con la muerte, mientras que, la vejez, resultado del envejecimiento, se considera como una etapa más en el desarrollo del ser humano".[32]

Al proceso de envejecimiento también se le denomina **senescencia** o **senectud**. Senescencia no es lo mismo que senilidad. La senilidad se refiere a cambios patológicos o degenerativos asociados con el proceso de envejecimiento, mientras que la senectud abarca cambios normales que ocurren en el cuerpo asociados con el envejecimiento.

31 *Ibid.,* p. 25.
32 Esquivel Ancona, María Fayne, *Modelo de psicoterapia breve en la tercera edad,* tesis de maestría en psicología clínica, UNAM, México, 1993, p. 1.

"Una parte de los estereotipos negativos que se les aplican a los ancianos probablemente se debe a una confusión difundida entre el envejecimiento en sí (senectud) con los desordenes patológicos que se asocian con la edad (senilidad)".[33] Entre algunos de los cambios físicos que se encuentran en el proceso del envejecimiento, observamos que los reflejos se hacen más lentos, lo cual interfiere con la capacidad del anciano para reaccionar a los estímulos en forma eficiente; con la memoria reciente ocurre cierta alteración que propicia una tendencia a ocuparse del pasado, los intereses se reducen y algunas personas llegan a tener cierta dificultad para aceptar nuevas ideas.

Los cambios físicos afectan también la adaptación psicosocial del anciano, sobre todo la dificultad para la locomoción. Las pérdidas de la visión y audición limitan la interacción y comunicación con otras personas, dando como resultado dificultades emocionales que interfieren en las relaciones interpersonales y de grupo.

"Es frecuente que aparezca la suspicacia cuando el anciano se ve cada vez más mermado de sus capacidades y proyecta sus sentimientos de inseguridad en los otros, siente que hablan de él o que deliberadamente le ocultan información negándose muchas veces a aceptar sus limitaciones, mecanismo que limita sus relaciones interpersonales y su capacidad para valorar su realidad".[34]

Envejecer es un hecho. Si bien es cierto que con el aumento en la expectativa de vida las personas se vuelven más propensas

---

33 Rappoport, León, *La personalidad desde los 26 años hasta la ancianidad, el adulto y el viejo*, Paidós Ibérica, Barcelona, 1986, p. 56.
34 Esquivel Ancona, *op. cit.*, p. 4.

a padecer enfermedades crónicas e incapacidades, esto no quiere decir que las vayan a contraer o que sean consecuencia normal del envejecimiento. Contrariamente a la creencia popular, la mayor parte de los ancianos no están enfermos ni se hallan incapacitados. El envejecimiento como proceso vital de acumulación de años no tiene por qué ser un proceso patológico. Si bien la edad puede ser un dato importante, no determina la condición de la persona, pues lo esencial no es el mero transcurso del tiempo, sino la calidad del tiempo transcurrido, los acontecimientos vividos y las condiciones ambientales que la han rodeado.

Algunos de los cambios que ocurren en la vejez y que a veces no son tomados en cuenta pueden ser: soledad, sensación de sentirse inútil, falta de afecto, aislamiento social, depresión o temor a la muerte. Algunas personas enfrentan crisis cuando se jubilan, cuando los hijos se casan o cuando fallece el cónyuge; sienten que ya no son necesarias y que sus vidas han terminado. Experimentan soledad y desesperanza cuando creen que ya no tienen futuro ni un papel vital dentro de la sociedad. Cierto que la vejez trae consigo pérdidas no sólo en el aspecto físico sino también en el estatus laboral al haber reemplazo de salarios por pensiones; en las relaciones interpersonales, mueren los familiares, amigos cercanos, personas significativas y sienten que ya no existe una razón para seguir viviendo. Esta falta de aliciente, de estímulo, de referencias externas o de interés en la vida no hay que considerarla como parte del envejecimiento sino que en realidad refleja una pérdida de significado. Diversificar los intereses, conocer otras personas, interesarse en otras actividades, aprender cosas nuevas, disfrutar de la naturaleza, buscar opciones espirituales, participar en actividades recreativas, clarificar valores, etc., pueden ser formas de ir creando significados en la vida, en cualquier edad, pero sobre todo en esta etapa.

La esperanza de calidad de vida en los ancianos depende en gran parte de nuestra actitud hacia ellos, del afecto con que se les trate, de dialogar con ellos para que se expresen, de hacerles ver que las causas, elementos y experiencias concretas, así como los recursos con los que todavía cuentan, forman un sentido de vida; de que sientan su trascendencia haciéndoles ver que lo que hicieron no termina sino que continúa; de reconocerles un valor y lugar dentro de la familia y de integrarlos a la sociedad como personas dignas e importantes.

Promover en nosotros mismos una conciencia de la vejez es crear el compromiso de lo que para cada uno representa ser anciano. La imagen de quién soy ahora y cómo quiero ser y estar más adelante es algo que necesitamos concientizar para enfrentar de una manera sana el envejecimiento y aceptar que es una realidad inexorable y un fenómeno natural.

Un factor clave para envejecer con dignidad es la aceptación: aceptar interiormente el envejecimiento es aceptar el hecho de envejecer como un proceso vital. Es comprender que esta etapa de la vida también es vida y que puede ser tan rica como otras etapas, aun con las inevitables limitaciones de orden físico, mental y afectivo.

Esta presencia de los viejos nos puede ayudar a tomar conciencia de que vamos a envejecer y a aceptar más nuestro propio envejecimiento. Darnos cuenta de que cada vez hay más ancianos, puede modificar nuestra percepción del propio envejecimiento y de la actitud hacia los ancianos que tenemos cerca.

CAPÍTULO 2

De la enfermedad de Alzheimer[35]

Las enfermedades neurodegenerativas, entre ellas la enfermedad de Alzheimer, han sido por mucho tiempo uno de los grupos de enfermedades más complejos, devastadores y sin curación que la medicina enfrenta. No obstante, en los últimos 15 años se han logrado adelantos importantes en investigaciones genéticas, bioquímicas y epidemiológicas, entre otras. Asimismo, estudios recientes se están centrando en factores que pueden ser tomados en cuenta para reducir el riesgo de que una persona desarrolle la enfermedad de Alzheimer en el futuro.

El organismo que dirige la investigación de la enfermedad de Alzheimer en Estados Unidos dentro de los Institutos Nacionales de Salud (NIH) es el Instituto Nacional del Envejecimiento (NIA), el cual creó su programa de la enfermedad de Alzheimer en 1978. Desde entonces, el estudio de esta enfermedad ha sido una de sus máximas prioridades. Algunos institutos, como el Instituto Nacional de Infartos y Enfermedades Neurológicas, el Instituto Nacional de Salud Mental y el Instituto Nacional de Investigación de Enfermería,

---

35 Aunque existen muchas investigaciones, no es objetivo de este trabajo detallarlas. Sólo se mencionan algunos rubros de estudios que se están realizando actualmente, sin profundizar en ellos.

entre otros, también dirigen y patrocinan estudios sobre esta enfermedad.

Gracias a todos estos grupos, la investigación de la enfermedad de Alzheimer está avanzando rápidamente. En lo personal, gracias a los folletos de "Información sobre la labor realizada en la enfermedad de Alzheimer" y "Desenmarañando el misterio de la enfermedad de Alzheimer", que el Instituto Nacional del Envejecimiento de Estados Unidos publica anualmente, fue posible realizar este capítulo.

Características de la enfermedad de Alzheimer

"Alzheimer es una enfermedad progresiva, degenerativa e irreversible que ataca al cerebro y que ocasiona, lentamente, trastornos en la memoria hasta llegar a su pérdida total; deterioro en el juicio; dificultad para encontrar palabras, mantener conversaciones, ideas o instrucciones; pérdida de ubicación en el tiempo y en el espacio, y cambios en la personalidad y en la conducta.

Beta-amiloide y marañas neurofibrilares

"El cerebro de las personas con Alzheimer tiene abundancia de dos estructuras anormales: placas de beta-amiloide y marañas neurofibrilares en ciertas regiones del cerebro que son fundamentales para la memoria.

"Las **placas de beta-amiloide** son depósitos de proteína y materia celular densos y, en su mayor parte, insolubles por fuera y alrededor de las neuronas. Las partes están conformadas por una proteína llamada beta-amiloide, la cual es un fragmento desprendido de una proteína más grande llamada proteína precursora de amiloide. No se sabe todavía si las placas mismas sean el origen de la enfermedad de Alzheimer o sean consecuencia del proceso de la enfermedad.

"Las **marañas neurofibrilares** son abultamientos insolubles de fibras enredadas que se forman dentro de las neuronas. Estas fibras están compuestas de una proteína llamada *tau* que ayuda a estabilizar la estructura de soporte interno de la neurona. En la enfermedad de Alzheimer el *tau* cambia químicamente haciendo que se junte con otras fibras de *tau* y que se enmarañen. Esto puede dar como resultado un mal funcionamiento en la comunicación interneuronal y, posteriormente, la muerte de las neuronas".[36]

Búsqueda de las causas

"Una parte muy importante para resolver el enigma de la enfermedad de Alzheimer es saber qué la origina. ¿Qué hace que el proceso de la enfermedad empiece y empeore con el tiempo? ¿Por qué una persona la contrae y otra permanece sana? Éstas son interrogantes que las investigaciones enfocan en numerosos estudios para mejorar la calidad de vida de las personas con demencia. Abarcan tres áreas: orígenes, factores de riesgo y tratamiento.

"Algunas enfermedades tienen bien definidos sus orígenes, como es el caso de las infecciones –gripe, sarampión– que pueden prevenirse con vacunas o curarse con antibióticos, pero en otras, específicamente las enfermedades crónicas de larga duración como la diabetes, la artritis o la demencia, son resul-

---

36 *2001-2002 Progress Report on Alzheimer's Disease*, Department of Health and Human Services, National Institute of Health, núm. 03-5383, julio de 2003, Maryland, p. 17.

tado de muchos factores interrelacionados y sus causas permanecen inciertas. Factores genéticos, ambientales y estilos de vida se interrelacionan para que empiece un proceso de enfermedad. Al pertenecer la enfermedad de Alzheimer a este grupo, los científicos todavía no tienen una clara comprensión de qué la origina, pero es claro que su desarrollo es una cascada compleja de situaciones que ocurren durante varios años dentro del cerebro, probablemente como resultado de esta interrelación. Asimismo, los científicos en su búsqueda de respuestas analizan factores que pudieran tener alguna relación para el desarrollo de la enfermedad de Alzheimer; son los llamados factores de riesgo. Numerosos estudios están explorando estos factores implicados en la causa y desarrollo de la enfermedad de Alzheimer".[37]

Factores de riesgo genético

Edad. Numerosos estudios coinciden en que la edad es un factor de riesgo tanto en la enfermedad de Alzheimer genética como en la esporádica. Conforme pasa el tiempo, la prevalencia se duplica aproximadamente cada cinco años. El constante envejecimiento de la población representa un número creciente de personas en riesgo de contraer la enfermedad de Alzheimer.

Historia familiar y disposición genética. Existen dos tipos de enfermedad de Alzheimer: de inicio temprano, casos menos comunes que afecta a personas entre 30 y 60 años, y de inicio tardío, casos más comunes, que afecta a personas de los 65 años en adelante.

---

37 *2000 Progress Report on Alzheimer's Disease*, National Institute of Aging, Nacional Institute of Health, núm. 004859, Maryland, p. 9.

En cuanto a la preocupación de los familiares por saber si existe algún factor hereditario que los haga candidatos a desarrollar la enfermedad, si la enfermedad del paciente empezó después de los 65 años, el riesgo de contraerla es mínimo, porque se considera que es una enfermedad adquirida como cualquier otra. Sin embargo, cuando existen varios casos en una familia puede indicar un componente genético denominado Alzheimer familiar, esto es, que su inicio sea entre los 40 y 50 años, se haya presentado en tres o más generaciones sucesivas y que la edad del principio de la enfermedad haya sido similar en los familiares que la contraen; entonces, el riesgo de contraerla es mayor.

La existencia de un factor genético significa que una persona ha heredado la tendencia a ser más vulnerable a la enfermedad, pero no necesariamente que vaya a desarrollarla.

Síndrome de Down. Es posible establecer una relación entre la enfermedad de Alzheimer y el síndrome de Down (mongolismo, una forma de retraso mental relacionado con el cromosoma 21). "Los descubrimientos obtenidos demuestran que cuando estos pacientes sobreviven después de los 35 años, desarrollan las mismas placas seniles y marañas neurofibrilares que los pacientes con la enfermedad de Alzheimer".[38] "En realidad es un factor de riesgo para el desarrollo de neuropatología tipo Alzheimer, pero no necesariamente para el desarrollo de la enfermedad".[39]

En cuanto a la **investigación genética**, se sabe que en la forma de inicio temprano existen defectos en tres genes locali-

---

38 Gwyther, Lisa P., *Care of Alzheimer's Patients: A Manual for Nursing Home Staff*, American Health Care Association and Alzheimer's Disease and Related Disorders Association, Estados Unidos, 1985, p. 21.

39 Mangone, Allegri, Arizaga y Ollari, *op. cit.*, p. 44.

zados en tres diferentes cromosomas: el gen precursor de la proteína amiloide (APP) localizado en el cromosoma 21; el gen presenilin-1 (PS-1) localizado en el cromosoma 14, y por último el gen presenilin-2 (PS-2) localizado en el cromosoma 1. De éstos, se cree que el presenisilin-1 es el más común, pero todos son, no obstante, causa rara de un tipo particular de la enfermedad de Alzheimer.

En la forma de inicio tardío, sólo el gen apolipoproteína E (APOE, proteína que transporta el colesterol en la sangre), localizado en el cromosoma 19, es al que se le asocia el factor de riesgo principal de la enfermedad de Alzheimer. Existen cuatro variantes y siempre se presentan apareadas. La que se ha relacionado con el Alzheimer es la APOE 4/4. Este hallazgo abrió las puertas a numerosas líneas de investigación nuevas. Mientras que los científicos están trabajando para entender el papel que el gen APOE desempeña en la enfermedad de Alzheimer, también han identificado segmentos de ADN en los cromosomas 9 y 12 y un gen en el cromosoma 10 que tal vez controlan los inicios de las enfermedades de Alzheimer y de Parkinson.[40]

Ahora bien, aunque la genética explicara alguna de las causas de la enfermedad de Alzheimer, no lo explica todo, de manera que los científicos continúan buscando otras posibilidades. Entre éstas se encuentran las de origen bacteriano, causantes de que la información genética, presente en todas nuestras células, se exprese de forma anormal produciendo la enfermedad.

---

40 *2001-2002 Progress Report on Alzheimer's Disease, op. cit.*, pp. 26-30.

Factores posibles de riesgo no genético

A continuación mencionaremos algunos posibles factores de riesgo no genético que se sospecha puedan estar vinculados de alguna manera a la enfermedad de Alzheimer, pero sin probarse todavía que tengan una asociación consistente con ella.

DETERIORO COGNITIVO LEVE

"En la actualidad, los científicos están muy interesados en estudiar esta etapa clínica, ya que se supone que el deterioro cognitivo leve es una etapa temprana en la enfermedad de Alzheimer. Algunas personas, a medida que envejecen, empiezan a tener problemas de memoria mayores que aquellos esperados para su edad; sin embargo, estos problemas no necesariamente satisfacen todos los criterios aceptados para considerarlos como enfermedad de Alzheimer, pero se cree que, con el tiempo, la mayoría de estas personas la desarrollarán".[41]

FACTORES CARDIOVASCULARES

Últimamente se han realizado estudios en los que se ha encontrado un posible vínculo entre factores relacionados a enfermedades cardiovasculares y la enfermedad de Alzheimer. Uno de estos estudios reveló que niveles elevados de un aminoácido llamado homocistina (factor de riesgo para enfermedades cardíacas) están asociadas con un riesgo elevado de desarrollar enfermedad de Alzheimer. La relación entre ésta y la homocistina es especialmente interesante, porque los niveles de homicistina en la sangre se pueden reducir al incrementar el consumo de ácido fólico y vitaminas B6 y B12. Los factores de

---

41 *Ibid.*, p. 8.

riesgo para enfermedades cardiovasculares son hipertensión, tabaquismo, infarto de miocardio o edad avanzada entre otros.[42] Sin embargo, este tipo de factores favorece que se presente más en forma de demencia vascular que en forma de demencia tipo Alzheimer.

INFLAMACIÓN EN EL CEREBRO

"A medida que envejecemos, existe inflamación en el cerebro como un proceso normal. La inflamación forma parte del sistema inmunológico y ayuda a que el organismo reaccione a lesiones o enfermedades cuando presenta síntomas de fiebre, hinchazón, dolor o pigmentación rojiza en algunas partes del cuerpo. Otros indicios acerca de las causas de la enfermedad de Alzheimer apuntan a la inflamación del cerebro porque se sabe que ciertas células y compuestos que tienen que ver con la inflamación se encuentran en las placas seniles de la enfermedad de Alzheimer y algunos investigadores creen que la inflamación puede tener una función importante en el origen de la enfermedad. Esto ha dado lugar a polémicas. No existe un acuerdo respecto a si la inflamación es algo positivo o negativo. Algunos científicos piensan que es dañina, que dispara un ciclo vicioso de trastornos que finalmente ocasiona que las neuronas mueran. Otros creen que algunos aspectos del proceso inflamatorio pueden ser útiles ya que forman parte de un proceso de curación en el cerebro; por ejemplo, ciertos procesos inflamatorios pueden desempeñar una función para combatir la acumulación de placas. Por ahora, numerosos estudios

---

42 *Alzheimer's Disease: Unraveling the Mistery.* Department of Health and Human Services, National Institute of Health, núm. 02-3782, octubre de 2002, Maryland, p. 35.

están avanzando para examinar los diferentes aspectos del proceso inflamatorio y sus efectos sobre la enfermedad de Alzheimer".[43]

DAÑO OXIDATIVO DE LOS RADICALES LIBRES

"Otra de las áreas promisorias de investigación se relaciona con una de las teorías del envejecimiento y de la neurodegeneración que sugiere que el daño por moléculas altamente reactivas, llamadas radicales libres de oxígeno, pueden formarse en las neuronas después de un tiempo, ocasionando una pérdida de su función. Los radicales libres pueden ayudar a las células de ciertas maneras como, por ejemplo, a combatir las infecciones; sin embargo, demasiados radicales pueden dañar las células porque son muy activos y rápida y fácilmente pueden alterar otras moléculas cercanas, como las que están en las membranas de las células de las neuronas o en el ADN. Las moléculas resultantes pueden disparar una reacción en cadena liberando aun más radicales libres, que pueden dañar todavía más a las neuronas. Este tipo de daño se llama daño oxidativo y puede contribuir, en la enfermedad de Alzheimer, a alterar la delicada maquinaria que controla el flujo de sustancias hacia dentro y fuera de las neuronas. Las características especiales y exclusivas del cerebro, incluyendo su alta tasa de metabolismo y sus células de larga vida, pueden hacerlo especialmente vulnerable al daño oxidativo durante el lapso de una vida. Algunos estudios epidemiológicos y de laboratorio sugieren que los antioxidantes que contienen algunos alimentos pueden proporcionar algo de protección contra el desarrollo de la enfermedad de Alzheimer".[44]

---

43 *Ibid.*, p. 36.
44 *Ibid.*, p. 36.

Aluminio

Una posibilidad más que algunos investigadores han hecho notar es que las marañas neurofibrilares encontradas en el cerebro de personas con la enfermedad de Alzheimer y otras demencias contenían concentraciones de sales de aluminio en cantidades mayores a las normales y si todos estamos expuestos al aluminio, ¿qué hace que algunas personas retengan el metal en las células cerebrales y otras no? Aparentemente, algún elemento que podría estar conectado con la enfermedad de Alzheimer permite que el aluminio entre en el cerebro de la persona y se quede ahí, aunque es más probable que la enfermedad origine la retención del aluminio y no que éste origine la enfermedad.

Zaven S. Khachaturian, director del Instituto de Investigación "Ronald y Nancy Reagan", ubicado en Nueva York, escribió en un artículo de la revista *The Sciences* lo siguiente:

Muchos científicos están de acuerdo en que si el aluminio jugara un papel en la enfermedad de Alzheimer, probablemente sea uno secundario. La razón para esto se basa en el hecho de que el aluminio es uno de los elementos más abundantes y generalizados que existen. Se encuentra en todas partes: en el agua que bebemos, en el polvo que respiramos, en muchas de las sustancias que utilizamos todos los días como el refresco de cola en botellas de vidrio, los conservativos y colorantes en los alimentos o en los cosméticos. Aun si dejáramos de utilizar cacerolas, sartenes o desodorantes, sería virtualmente imposible evitar el aluminio. De acuerdo con lo anterior, la población en general está expuesta, y si el aluminio jugara un papel preponderante, el número de personas que fueran afectadas por Alzheimer sería mayor que los que se encuentran en estudios epidemiológicos.

Numerosas investigaciones continúan estudiando la conexión del aluminio con la enfermedad y la mayoría de los expertos coinciden en que "no existe una razón válida para deshacerse de cacerolas, papel y utensilios de aluminio".[45]

Avance en los tratamientos

Encontrar una cura para la enfermedad de Alzheimer es una meta a la que aspiran los científicos e investigadores y que esperan con gran ansiedad los pacientes y sus familiares. El primer paso para lograrlo ha sido descubrir tratamientos efectivos que, si bien en principio no detienen o revierten la enfermedad, al menos ofrecen un alivio temporal, ya que retardan la evolución de los síntomas.

A la fecha no existe "algo" que por sí mismo prevenga o cure la enfermedad. Sólo existen en el campo de la medicina tratamientos sintomáticos, pero se sabe que, por ahora, la prevención es uno de los principales focos de atención en la investigación.

Tratamientos con medicamentos

Algunos estudios clínicos independientes y otros de laboratorios han contribuido a una mejor comprensión de los mecanismos de la enfermedad de Alzheimer. Como resultado, se han identificado mejores propuestas en las terapias farmacoló-

---

45 Fish, Sharon, *Alzheimer's Caring for your Loved One Caring for Yourself*, Lion, Londres, 1990, pp. 45-46.

gicas para tratar problemas de memoria y retrasar el avance de la enfermedad.

TERAPIAS COLINÉRGICAS

"Un problema central en la enfermedad de Alzheimer es la deficiencia del sistema colinérgico central. Esto conduce a la pérdida de la acetilcolina, el elemento químico más importante que permite que exista el proceso de la memoria, del aprendizaje y del conocimiento.

"A la fecha, uno de los tratamientos más importantes se basa en inhibir la colinesterasa, químico que se encuentra en el cerebro y que bloquea la acción de la acetilcolina. En otros países se han descubierto y aprobado cuatro medicamentos que estimulan la disponibilidad de la acetilcolina y generalmente previenen su destrucción en la sinapsis del cerebro. Estos fármacos son inhibidores de colinesterasa. Para algunas personas ofrecen alivio sintomático por períodos de seis a 18 meses, funcionan en etapas de leves a moderadas y tienen efectos colaterales, según el medicamento, de náuseas, vómitos, diarreas, úlceras estomacales, así como algunas contraindicaciones en relación a otros medicamentos que esté tomando la persona, como los antiinflamatorios".[46]

"El primer fármaco en aparecer fue la Tacrina (Cognex), asociada con efectos colaterales fuertes y que ha sido reemplazada por el Donepezilo (Aricept), la Rivastigmina (Exelon) y la Galantamina (Reminyl). Estos fármacos no detienen o revierten el proceso de la enfermedad, pero ayudan a mantener, y a veces a mejorar, las actividades de la vida diaria, el pen-

---

46 Alzheimer's Disease International, *Factsheet 8*, "Drug Treatments in Dementia", Londres, abril de 2000.

samiento, la memoria, el habla, algunas alteraciones en la conducta como la apatía, la agitación y algunos síntomas sicóticos como las alucinaciones visuales. Su efecto dura mientras existan neuronas que sigan produciendo acetilcolina y receptores capaces de recibir el mensaje. A medida que la enfermedad avanza, los medicamentos dejan de funcionar".[47] Se ha calculado que el costo beneficio de su utilización es en promedio de uno a dos años, tiempo que retardan la aparición de la dependencia. Estos fármacos no afectan la evolución de la enfermedad, sino que sólo actúan como bloqueadores de la destrucción de la cada día menos existente acetilcolina.

TERAPIAS NO-COLINÉRGICAS

Otra forma de tratamiento conocida como Memantina (Ebixa, Akatinol) ha sido utilizada en Alemania desde hace 15 años y es el primer fármaco diseñado para tratar la demencia en etapas de moderadas a severas. Con la Memantina han hecho ensayos completos con resultados satisfactorios, tanto en la enfermedad de Alzheimer como en la demencia vascular. Protege los nervios en el cerebro contra cantidades excesivas de glutamato, un químico liberado por las células dañadas por enfermedades como la de Alzheimer. La presencia de grandes cantidades de glutamato incrementa el flujo de calcio en las células; como resultado, lleva a la degeneración celular y la Memantina bloquea parcialmente uno de los receptores del glutamato.

La Memantina proporciona mejoría en la función cognitiva, evaluaciones globales y capacidades funcionales y también

---

47 *Alzheimer's Disease: Unraveling the Mistery...*, *op. cit.*, p. 42.

mitiga la dependencia del cuidado. Tiene beneficios clínicos en relación con las actividades de la vida diaria. Mejora la calidad de vida, ya que reduce la necesidad de cuidadores a, aproximadamente, dos horas diarias y a los pacientes les amplía el plazo antes de que lleguen a ser dependientes de otros.[48]

TRATAMIENTOS CON OTRO TIPO DE MEDICAMENTOS

A la mayoría de personas que padecen la enfermedad de Alzheimer en alguna etapa del proceso se les prescriben algunos medicamentos específicos para controlar ciertos problemas de conducta, como la agresión, la ansiedad, la agitación o las alucinaciones. Dependiendo de la seriedad del problema, a algunas personas se les prescriben fármacos antimicóticos, anticompulsivos, antidepresivos o sedantes. A veces, como resultado de los cambios asociados con la enfermedad, algunos medicamentos pueden ser inadecuados. Si éste fuera el caso, el médico puede decidir suspender todos los medicamentos para evaluar cómo funciona la persona sin ellos. En algunos casos no será necesario volverle a dar todos, le suspenderá alguno.

Generalmente, una persona con Alzheimer sólo necesita una medicación específica durante una fase difícil.

"En cuanto a investigación, se están probando otros fármacos como el Dronabinol, una versión sintética del Marinol, actualmente utilizado como un estimulante del apetito en pacientes con cáncer y SIDA. El Dronabinol está siendo utilizado para ver si ayuda a reducir la inquietud y a ganar peso en los pacientes con la enfermedad de Alzheimer.

---

48 Rogawski, Michael A., *Understanding the Optimal Treatment Approach to Alzheimer's Disease: The NMDA Receptors.* As a Novel Target, 11th National Alzheimer's Disease Education Conference: Bridging Research and Care, Chicago, 2003.

"También se está probando el litio, utilizado originalmente para tratar enfermedades bipolares y maniacodepresivas. Ahora los científicos creen que el litio puede ayudar a bloquear la enzima que causa la enfermedad de Alzheimer, haciendo que las proteínas de beta-amiloide se acumulen en el cerebro".[49]

A la fecha, existen más de 24 fármacos que se están estudiando para la enfermedad de Alzheimer en diferentes centros de investigación en todo el mundo. Ayudar a las personas que la padecen a continuar con su vida diaria y a mantener sus capacidades mentales es una de las principales metas en la investigación de tratamientos farmacológicos en la enfermedad de Alzheimer.

¿Qué se espera en el futuro cercano?

Desde hace tiempo los científicos saben que tanto los factores genéticos como los no genéticos pueden incrementar el riesgo de desarrollar la enfermedad de Alzheimer. En estudios recientes su evidencia sugiere que, dentro de los no genéticos, ciertos factores protectores pueden reducir el riesgo de desarrollarla. Es importante tener un mayor entendimiento de los posibles riesgos y de los factores protectores porque pueden dar indicios para tratamientos, así como sugerir formas en las que la gente pudiera cambiar sus estilos de vida para reducir el riesgo de contraer la enfermedad.

Por ahora, los científicos están trabajando a un ritmo acelerado para examinar una serie de elementos que pudieran

---

49 Alzheimer's Disease and Related Disorders Association, *New England Journal of Medicine*. "Contemporary Long Term Care. Alzheimer's Challenge", Nueva Inglaterra, 2003.

aplazar el principio de la enfermedad, retardar su avance o poder prevenirla.

Estrógeno

"Hormona que producen los ovarios durante los años productivos de la mujer y ya, en años posteriores, se prescribe para aliviar síntomas de la menopausia. Ha constituido todo un hallazgo en su influencia supuestamente protectora y preventiva en el posible desarrollo de la enfermedad de Alzheimer. Estudios epidemiológicos en humanos demuestran los efectos benéficos de la relación entre estrógeno, memoria y funciones cognitivas, pero la historia del estrógeno todavía no está completa. Si bien los datos epidemiológicos relativos al uso de la terapia de reemplazo hormonal en la prevención de la enfermedad de Alzheimer en mujeres postmenopáusicas son estimulantes, todavía no tiene un valor definitivo ya que se continúa en espera de conocer los resultados de la prevención primaria.

"También existe cierto riesgo. Recientemente el doctor Shumaker y colaboradores realizaron estudios clínicos en mujeres de 65 años en adelante que tomaron una combinación de estrógeno y progestina y los efectos de este tratamiento incrementaron el riesgo de infartos, coágulos sanguíneos, enfermedades cardíacas y cáncer mamario, aunque disminuyó el riesgo de fracturas de cadera y cáncer de colon".[50] El último reporte del estudio WHI mostró contradicción con los estudios efectuados anteriormente, ya que arrojó como resultado que, al tomar estrógenos, existe riesgo de que se presente deterioro intelectual.

---

50 *Alzheimer's Disease: Unraveling the Mistery...*, *op. cit.*, p. 44.

La decisión de prescribir estrógenos con fines terapéuticos o preventivos por parte del ginecólogo, y la responsabilidad de aceptarlos por parte de la mujer, corresponde sólo a ellos, tomando en consideración los posibles efectos benéficos y los riesgos potenciales que existen.

Agentes antiinflamatorios

"Como comentábamos anteriormente, una característica de la enfermedad de Alzheimer es la inflamación en el cerebro, aunque aún no se sabe si es causa o efecto. Diversos estudios realizados en personas con artritis reumatoide, demostraron que la ingesta crónica de agentes antiinflamatorios, como la Prednisona (un esteroide) y fármacos antiinflamatorios no esteroides incluyendo, el Ibuprofen y la Indometacina, están asociados con un riesgo significativamente reducido de desarrollar la enfermedad de Alzheimer en etapas avanzadas de vida. La suposición de la eficacia protectora de los antinflamatorios en la enfermedad de Alzheimer tiene aceptación biológica ya que, por estudios de base experimentales se conoce que: *a)* puede limitar la producción de placas; y *b)* la enfermedad de Alzheimer se asocia con fenómenos agudos y crónicos de inflamación, como rasgos característicos de su fisiopatología. Por ahora, el Instituto Nacional del Envejecimiento de Estados Unidos (NIA) está patrocinando pruebas clínicas para determinar si agentes específicamente antinflamatorios pueden retrasar o evitar el desarrollo de la enfermedad de Alzheimer y saber si los efectos secundarios de este tipo de medicamentos supera o es inferior al probable beneficio que se cree que puede obtenerse.

Antioxidantes

"Ya vimos que el exceso de producción de radicales libres puede ocasionar un daño oxidativo a las células. En función de que los radicales libres pueden tener un papel importante tanto en el envejecimiento normal como en la enfermedad de Alzheimer, los investigadores están estudiando agentes que inhiban y protejan contra el daño oxidativo. Algunos estudios experimentales han mostrado que estos agentes, llamados recogedores de radicales libres o antioxidantes, pueden inhibir los efectos tóxicos del beta-amiloide en el cultivo del tejido. Ahora se conocen varios antioxidantes como las vitaminas C y E, el gingko bilova (extracto derivado de las hojas del árbol del gingko y que, según parece, tiene propiedades antioxidantes, antiinflamatorias y anticoagulantes), la melatonina, los flavonoides (se encuentran en el jitomate) o los carotenoides (se encuentran en la zanahoria y en el jitomate), entre otros.

"En relación con la vitamina E, se ha visto que guarda un efecto protector en el cerebro. Los diversos ensayos que se han hecho, ya sea ingiriéndola sola o en combinación con la selegilina o con el donezepilo, han demostrado algunos efectos benéficos, como modificar el estrés oxidativo".[51]

El daño oxidativo está consistentemente demostrado en muchos procesos degenerativos, pero las investigaciones científicas se ven seriamente afectadas cuando se publican libros que conceden a los tratamientos antioxidativos efectos mágicos para rejuvenecer el corazón, fortalecer el sistema inmunológico, potenciar la función cerebral y la sexual o hacer retroceder el proceso del envejecimiento, aunque está científicamente

---

51 *2000 Progress Report on Alzheimer's Disease...*, *op. cit.*, pp. 35-36.

demostrado el efecto benéfico de la alimentación rica en vegetales que contengan antioxidantes para proteger contra la enfermedad de Alzheimer y otras demencias.[52]

Factor de crecimiento nervioso

"Sustancia que mantiene sanas a las neuronas. También promueve el crecimiento de los axones y las dendritas, ramificaciones de la neurona que son esenciales para comunicarse con otras neuronas.

"El factor de crecimiento nervioso se relaciona con el sistema colinérgico ascendente y es necesario para el desarrollo y crecimiento neuronal. Su acción, así como la de otras neurotrofinas, está bajo estudio con el propósito de impedir o retrasar la muerte neuronal. Aunque la intervención de los factores neurotróficos en la enfermedad de Alzheimer todavía no es clara, se cree que su administración puede actuar sobre las células afectadas por la enfermedad y se ha recomendado el estudio de su posible efecto en ella.

"El factor de crecimiento nervioso no atraviesa la barrera hematoencefálica, por lo que hay que administrarlo mediante catéter intraventricular, algo que actualmente limita su uso. Como una alternativa está el *spray* nasal o el uso de moléculas que atraviesan la barrera sangre-cerebro y potencian la actividad del factor del crecimiento nervioso".[53] La gran duda es que, al favorecer el crecimiento, no se incremente también el daño, ya que la sustancia es proactiva.

---

52 Engelhart, M.J., A. Ruitenberg, J.C. Swieten, J.C.M. Witteman, A. Hofman y M.M.B. Breteler, "Dietary Anti-Oxidants and the Risk of Dementia, The Rotterdam Study", *Neurobiol. Aging*, 2000; 21 (supl. 1), p. 5203.
53 Alzheimer's Disease International, *Factsheet 8... op. cit.*

Factores cardiovasculares

Se ha demostrado que las personas que padecen enfermedades que afectan la circulación, como hipertensión, diabetes, enfermedades coronarias o colesterol alto, tienen un riesgo superior al normal de desarrollar demencia, ya sea vascular o Alzheimer. Como la enfermedad cerebro-vascular es un síndrome que responde a diferentes causas, es fundamental para un diagnóstico correcto la determinación de la eficacia terapéutica de los fármacos potencialmente útiles. Existen investigaciones en torno a si las sustancias que se utilizan para reducir los factores de riesgo cardiovasculares también ayudan para disminuir el riesgo de la enfermedad de Alzheimer. El mismo criterio de protección se utiliza para el estudio de las estatinas, que es el fármaco más común utilizado para bajar el colesterol, y concluir si la lovastatina, la simvastatina o la pravastatina, entre otros, pueden disminuir el riesgo de padecer demencia.

Por otro lado, las personas con niveles bajos de vitamina B6, B12 y ácido fólico también parecen estar en un riesgo mayor de desarrollar la enfermedad de Alzheimer.[54] Como ya vimos, las deficiencias en estas vitaminas incrementan los niveles del aminoácido homocistina (factor de riesgo para enfermedades cardíacas) La vitamina B6 se encuentra en la levadura, cereales germinados, hígado, huevo, pescado, legumbres verdes y frutas. La vitamina B12 se encuentra en el hígado, carne, huevo, pescado, sobre todo la sardina, y productos lácteos. El ácido fólico (vitamina B9) lo podemos encontrar en alimentos como el hígado, germen de trigo, espinacas, brócoli, endivias, cacahuates y almendras.

---

54 *2001-2002 Alzheimer's Disease Progress Report...*, *op. cit.*, pp. 34, 36.

El Instituto Nacional de Envejecimiento de Estados Unidos continúa estudiando si el complemento de estos factores dietéticos puede retrasar el nivel de descenso cognitivo. Lo que es incuestionable es que una alimentación adecuada depende no sólo de ingerir ciertos nutrientes, sino también de dónde y con quién comemos. Además del alimento en sí, es importante compartir una dosis de afecto, de intimidad, de interés por algo o por alguien.

Educación

Todavía hasta hace algunos años se afirmaba que aunque se ejercitara la mente o se mantuviera activo el cuerpo, éstos no se consideraban factores preventivos contra el posible desarrollo de la enfermedad de Alzheimer. Sin embargo, desde hace algún tiempo se han estado realizando estudios para determinar si los altos niveles educativos, ocupacionales y físicos están correlacionados como factores protectores contra el desarrollo de la enfermedad de Alzheimer y si bajos niveles educativos incrementan el riesgo de desarrollarla.

Los investigadores aún no están seguros del todo al respecto. Algunos especulan que los efectos protectores surgen porque el nivel de educación superior aumenta las conexiones neuronales y puede formar reservas cerebrales que retrasen o amortigüen el descenso cognitivo. Otros comentan que el efecto protector de la educación formal está relacionado con otros factores como la inteligencia natural, el nivel socioeconómico o la dieta alimenticia. Por otro lado, aunque algunos estudios han mostrado falta de asociación entre un bajo nivel educativo y la enfermedad de Alzheimer, se ha demostrado que es mayor el riesgo de desarrollar demencia vascular en personas con una educación formal insuficiente.[55] Quizás esto va más en función de estilos de vida (alimentación alta en grasas, obesidad, alcoholismo, tabaquismo, etc.) que pueden ejercer su influencia para el desarrollo de la demencia vascular y no tanto por falta de educación formal en sí misma.

Se sugiere que esto sea interpretado con prudencia, porque todavía no es posible evaluar si la enfermedad de Alzheimer pudiera ser la causa, más que la consecuencia, de la falta de actividad. Una posibilidad es que una mayor educación pueda llegar a retrasar el inicio de la demencia. Se necesita tomar en cuenta que, como un factor más que afecta los riesgos, habrá personas con un elevado nivel educativo que puedan desarrollar demencia en etapas tardías y otras más, con poca educación, pueden llegar a no desarrollar demencia.

Independientemente de que haya o no una educación formal o de que exista el temor para desarrollar Alzheimer, mantener abierto el espíritu, leer, estar en relación con el mundo y con los demás, comunicarse, tener motivaciones y conservar el interés de vivir, ayuda a una mejor calidad de vida

Inmunoterapia

Las vacunas han tenido mucho éxito para prevenir, y aun para erradicar, enfermedades infecciosas. Un nuevo enfoque ha surgido para estudiar la posibilidad de prevenir la enfermedad de Alzheimer (entre otras enfermedades) a través de la inoculación.

En un estudio apoyado por los laboratorios Elan se ideó una vacuna que era una forma sintética de beta-amiloide (una de las características patológicas de la enfermedad de Alzheimer). El

---

55 *Ibid.*, p. 31.

razonamiento de los científicos fue que si la vacuna funcionaba como habían planeado, al ser inyectada a los pacientes pudiera movilizar el sistema inmunológico para generar anticuerpos antiamiloides y éstos, a su vez, convertir a las placas amiloides en blanco de destrucción por parte del sistema inmunológico.

Estudios preliminares en ratones, llamados ratones transgénicos, que fueron especialmente estructurados para producir cambios en el cerebro parecidos a los de la enfermedad de Alzheimer, indicaron que la inoculación no sólo reducía las placas sino que también mejoraba la capacidad de los animales para recordar. Con base en estos resultados prometedores, la vacuna cambió en un tiempo bastante corto de estudios en animales a estudios en humanos y pasó una primera fase con éxito, pero en la segunda fase, en la que se aplicó a personas con enfermedad de Alzheimer, el estudio se interrumpió porque algunos de ellos desarrollaron inflamación en el cerebro, poniedo en peligro sus vidas, y algunos empeoraron sus capacidades mentales.

Las compañías farmacéuticas continúan monitoreando la salud de estos participantes.[56]

No es claro por qué algunos pacientes reaccionaron tan mal a la vacuna, pero se ha obtenido una cantidad de información muy valiosa de este estudio. En Estados Unidos, Canadá, Irlanda, Suiza y Gran Bretaña, las investigaciones continúan e indudablemente habrá tratamientos de inmunoterapia en un futuro cercano. La pureza y selectividad de las sustancias sigue siendo una meta a alcanzar.

---

56 *Alzheimer's Disease: Unraveling the Mistery...*, p. 43.

Otros factores que la investigación está tomando en cuenta son el efecto del ejercicio físico y su posible influencia en el incremento de neuronas en el hipocampo; las exposiciones al medio ambiente, como el daño craneal grave o golpes en la cabeza como los que sufren los boxeadores, así como la presencia de toxinas en los fertilizantes y pesticidas, o la interpretación de los estudios que han evaluado la concentración de aluminio en el agua, así como las consecuencias del tabaquismo, del alcohol y de la dieta en la vida diaria.

Algunos investigadores creen que las mujeres tienen más tendencia a desarrollar la enfermedad de Alzheimer que los hombres y éstos tienen más disposición a la demencia por infartos múltiples. "Esto puede ser sencillamente porque los hombres están más propensos a contraer enfermedades vasculares y la mujeres tienden a vivir más tiempo y la incidencia de la enfermedad de Alzheimer aumenta con la edad. Los científicos continúan investigando para poder comprobar la veracidad de esto".[57]

A pesar de haberse logrado un avance importante en la identificación de los posibles factores de riesgo y factores protectores en la demencia, aún queda un largo camino por recorrer. En este afán de que exista una cura para la enfermedad de Alzheimer, muchos de los factores mencionados con anterioridad continúan siendo objeto de investigación y cualquier esfuerzo para encontrar un tratamiento que significativamente

---

57 Mace, Nancy L. y Peter V. Rabins, *The 36-Hour a Day, A Family Guide to Caring for Persons with Alzheimer's Disease, Related Dementing Illnesses and Memory Loss in Later Life*, The Johns Hopkins University Press, Baltimore, 1981, p. 232. Vea también el libro en español publicado por Editorial Pax México: *Cuando el día tiene 36 horas*.

pueda retardar el principio, detener el deterioro o revertir el proceso, transformará la vida de muchas personas afectadas por la enfermedad.

A la fecha, los resultados en todas estas áreas no son definitivos. Nadie está seguro acerca de los orígenes de la enfermedad de Alzheimer y, como resultado, no existe ninguna cura ni prevención. Lo que sí existe es la esperanza. Ahora más que nunca, los científicos saben cada vez más acerca del cerebro y su funcionamiento.

"Porque esta enfermedad afecta a muchas personas y su cuidado y atención resultan sumamente costosos para la familia y en algunos países para sus gobiernos",[58] en diversas partes del mundo como Estados Unidos, Canadá y varios países en Europa se destinan millones de dólares en equipos de investigadores para descifrar sus misterios e intentar descubrir su origen.

Una buena noticia acerca de la enfermedad de Alzheimer es que la opinión pública le está prestando atención. Con más frecuencia se ven y se oyen reportajes en revistas, periódicos, radio y televisión, que difunden información acerca de la enfermedad y los problemas que ocasiona.

Como respuesta a esta necesidad, en 1984 se fundó la Asociación Internacional de Alzheimer (ADI) cuando en Washington, sociedades de cuatro países (Australia, Canadá, Inglaterra y Estados Unidos) decidieron unirse como una organización nodriza que abarcara otras asociaciones de carácter nacional. Su crecimiento, junto con los 64 países miembros asociados hasta el 2003, ha sido notable.

Sus objetivos son apoyar a las asociaciones adscritas en actividades que realicen, así como en la creación de otras

---

58 Gwyther, *op. cit.*, p. 14.

nuevas; difundir información; fomentar la investigación; crear conciencia a nivel nacional e internacional y organizar congresos anuales internacionales dirigidos principalmente a familiares, profesionales y a empleados y voluntarios de las asociaciones de Alzheimer que existen en el mundo. En el Congreso Internacional celebrado en Edimburgo, Escocia, en 1994, tanto la ADI como la Organización Mundial de la Salud decretaron el 21 de septiembre como el Día Mundial de Alzheimer y cada año, "en este día, asociaciones nacionales de Alzheimer organizan actividades en todo el mundo con la finalidad de que los gobiernos y público en general se concienticen y presten atención al problema social y familiar que representa la demencia".[59]

Las asociaciones de Alzheimer en casi todo el mundo proporcionan apoyo, tanto a las personas afectadas por la enfermedad como a los cuidadores, ofreciendo ayuda práctica, apoyo emocional, información a los familiares, cursos de formación a los cuidadores y, en algunos casos, atención en Centros de Día para las personas enfermas.

En México existe la Asociación Mexicana de Alzheimer, tanto en el D.F., como en algunos estados de la República.[60]

Existen cerca de 20 millones de personas con demencia en todo el mundo. Para el año 2025 se espera que esta cifra alcance los 34 millones. Esto significa que en los próximos 21 años, cada día que pase, más de 2000 personas terminarán desarrollando demencia en el mundo.

---

59 *Boletín del Día Mundial del Alzheimer,* 21 de septiembre, 1999. Un Saludo Princesa Yasmín Aga Khan, presidenta de la Asociación Internacional de Alzheimer (ADI).
60 Consultar al final de este libro la sección "A quién recurrir".

Es importante tomar en cuenta todos los esfuerzos que se están realizando a nivel mundial para conocer los orígenes de la enfermedad con el objeto de que los pacientes y las familias tengan un menor sufrimiento.

Diagnóstico

A la fecha, no existen pruebas médicas que puedan diagnosticar con certeza la enfermedad de Alzheimer. A veces, cuando se trata de confirmar si la persona la padece, se suelen hacer biopsias cerebrales. En Europa se realizan ocasionalmente; en Estados Unidos son menos favorecidas cuando únicamente se trata de comprobar la presencia de la enfermedad de Alzheimer que cuando se realizan por otras indicaciones médicas, como pudiera ser un tumor cerebral o un absceso. Los médicos se oponen porque el análisis del material de la biopsia del cerebro no siempre verifica el diagnóstico y sí puede causar un daño identificado. Los cambios cerebrales que caracterizan la enfermedad de Alzheimer no ocurren en forma uniforme en el cerebro; así, puede resultar que se tome una muestra sana y no se tome muestra del área donde sí ha habido destrucción neuronal.

El diagnóstico definitivo de la enfermedad de Alzheimer sólo puede hacerse después de que la persona ha fallecido, con la realización de un cuidadoso estudio post morten del cerebro.

La evaluación del diagnóstico de un paciente con demencia incluye aspectos tanto médicos como psicosociales.

Diagnóstico médico

Generalmente se llega al diagnóstico clínico de la enfermedad de Alzheimer cuando no se puede encontrar ninguna otra razón para los síntomas que presenta la persona. Éste es un diagnóstico de exclusión, para agotar cualquier posibilidad de síntomas que puedan ser reversibles. Sin embargo, en la actualidad, en diferentes partes del mundo, la enfermedad de Alzheimer ya no sólo se diagnostica por exclusión sino que, desde hace varios años, se ha hecho hincapié en la necesidad de establecer un diagnóstico preciso que, por un lado, establezca la distinción entre los diferentes tipos de demencia y, por otro lado, no implique una serie de investigaciones costosas con pruebas sofisticadas de alta tecnología que no están al alcance económico de muchas personas.

El doctor Serge Gautier, neurólogo canadiense, ha enfatizado en diferentes congresos internacionales que, aun sin otro tipo de pruebas, la parte clave para un diagnóstico preciso de Alzheimer es la experiencia de médicos que puedan escuchar cuidadosamente la historia de la persona con demencia y lo que los familiares tengan que decir, acompañadas con pruebas de laboratorio complementarias, que no llegan a un costo económico muy importante en cualquier parte del mundo.

En el caso de practicar un diagnóstico basado en interpretaciones clínicas de alta tecnología será necesario realizar una historia clínica, exámenes físicos, neurológicos, psiquiátricos y neuropsicológicos, así como pruebas de laboratorio e imágenes del cerebro.

* *Historia clínica.* La historia del desarrollo del deterioro cognitivo es el aspecto más importante del proceso del diagnóstico médico e incluye una cuidadosa definición de principio y avance de los problemas cognitivos y de los factores que han contribuido para que éstos empeoren o mejoren. Esta información debe obtenerse tanto del paciente como de la familia.

- *Exámenes físicos.* Cada paciente que presenta síntomas de demencia requiere de un examen físico general para tratar de localizar evidencia de otras enfermedades vasculares, del corazón, del pulmón, de las articulaciones o insuficiencias en el hígado, riñón o tiroides, que pudieran tener relación con los síntomas que presenta.

- *Exámenes neurológicos.* Su objetivo es detectar indicios de enfermedades en alguna parte del sistema nervioso que pudieran estar coadyuvando al deterioro cognitivo. Incluyen pruebas para determinar el estado mental y la viveza, exámenes para evaluar fuerza muscular, reflejos, sensibilidad, olfato, oído, visión y el uso de los músculos de la boca y lengua, habilidades del lenguaje, postura, marcha y coordinación.

- *Exámenes psiquiátricos.* Evalúan si hay enfermedades psiquiátricas como depresión profunda o desórdenes en la personalidad.

- *Exámenes psicológicos y neuropsicológicos.* Ayudan a diferenciar las fuerzas y debilidades relacionadas con la demencia, así como las reacciones emocionales del paciente; identifican las deficiencias reales relacionados con la función cerebral deteriorada y con otros deterioros psiquiátricos.

- *Pruebas de laboratorio.* Necesarias para determinar si existen alteraciones metabólicas o endócrinas. Incluyen pruebas básicas de química de sangre, de orina, rayos X y electrocardiograma.

- *Imágenes del cerebro.* Son evaluaciones especiales de laboratorios de diagnóstico utilizadas para alcanzar un diagnóstico clínico lo más exacto posible. Así tenemos:
  * Electroencefalograma (EEG). Donde se observa la actividad eléctrica del cerebro. Puede dar un buen índice del estado general de la actividad cerebral. Se ve la actividad

eléctrica anormal cuando hay tumor cerebral, un ataque o una embolia. Ayuda a determinar si existen otras enfermedades del cerebro, aunque no puede diagnosticar específicamente la enfermedad de Alzheimer.

* Tomografía axial computarizada (TAC). Tipo especial de aparato de rayos X que dispara una serie de rayos a través del cerebro y una computadora los analiza para crear una imagen de la estructura interna del órgano, su tamaño y su forma.

* Resonancia magnética nuclear (RMN) o imagen de resonancia magnética (IRM). Ofrece una copia clara y detallada de los tejidos del cerebro. Las áreas enfermas van a aparecer con un gran contraste junto al tejido sano.

* Tomografía de emisión de positrones (TEP). Tecnología diagnóstica basada en física nuclear y computación. Actualmente se encuentra en investigación en nuestro país en la Universidad Nacional Autonoma de México y próximamente en algunos hospitales. Provee una foto del cerebro semejante a la del TAC pero con una diferencia mayor, porque las imágenes TEP revelan la actividad existente en las diversas áreas del cerebro y la reducción que ha sufrido dicha actividad en las áreas más afectadas. Se puede detectar el daño cerebral en etapas muy tempranas, lo que facilita el inicio de medidas médicas y generales.

Evaluación psicosocial

"Igualmente importante es la evaluación psicosocial del paciente y de la familia. Su objetivo está dirigido a una comprensión del impacto de la enfermedad en el paciente, del funcionamiento de éste y de la familia".[61]

Cuando el diagnóstico se refiere a la evaluación psicosocial, significa hacer una valoración de acuerdo con un análisis crítico en relación con un problema psicosocial.

Los procesos del diagnóstico médico y de la evaluación psicosocial no pueden estar separados; es más, el proceso de diagnóstico no puede apartarse de la formulación de un programa de tratamiento. Porque la enfermedad de Alzheimer afecta toda la estructura de la vida del paciente, la precisión del diagnóstico y el logro del tratamiento van a depender de una evaluación cuidadosa de su situación psicosocial. No es suficiente identificar áreas o síntomas problemáticos; si el diagnóstico va a llevar a un plan de tratamiento significativo, útil e individualizado, deben detectarse los recursos funcionales, intelectuales y psicológicos del paciente y reforzarlos.

También se deben considerar los sistemas de apoyo existentes tanto para el paciente como para la familia. El cuidado que deben otorgar los familiares hace que se convierta en un proceso difícil porque puede afectar la salud física y emocional del cuidador primario, entendiéndose como tal al miembro de la familia que está más involucrado en el cuidado del paciente. La carga de este cuidado generalmente recae sobre el cónyuge o algún hijo(a) en particular.

Muchas veces los cónyuges son personas ancianas que también están enfermos y requieren de cuidados. Otras veces los hijos se encuentran divididos entre el cuidado que deben proporcionar a su progenitor enfermo y el que deben otorgar a sus

61 Mace, Nancy L. (ed.), *Dementia, Care, Patient, Family and Community*, The Johns Hopkins University Press, Baltimore, 1990, p. 3.

familias respectivas o a sus responsabilidades en el trabajo, y si los cuidadores primarios no se encuentran en buenas condiciones, ¿quién va a cuidar de quién?

Una comprensión tanto de los recursos prácticos como de los problemas psicosociales que existan dentro de la familia, ayudará a establecer una planeación cuidadosa de apoyos para el paciente y para la familia.

Conceptos erróneos

La enfermedad de Alzheimer es una enfermedad cerebral y no es producto del envejecimiento normal. No distingue clase socioeconómica, raza, sexo, complexión, nivel de actividad, profesión, oficio o estado de salud. Puede afectar a cualquier tipo de persona. La enfermedad de Alzheimer tampoco es:

• *Endurecimiento de las arterias o enfermedad de los vasos sanguíneos.* La mayoría de los pacientes con la enfermedad de Alzheimer tienen irrigación sanguínea cerebral normal, por lo tanto la arteriosclerosis es una enfermedad vascular que no tiene influencia en el desarrollo de la enfermedad de Alzheimer. Es un hecho que en determinado momento los médicos creían que la arteriosclerosis era la causa de todos los tipos de demencia senil; sin embargo, ya se comprobó que esta teoría es falsa. En la actualidad de 10 a 25% de todas las causas de demencia pueden atribuirse a enfermedad vascular y algunas pueden tratarse con éxito por medio de medicamentos, no así la enfermedad de Alzheimer. "La investigación demuestra que 52% de todas las demencias son causadas por esta enfermedad".[62]

---

62 *Vida sana, op. cit.*, p. 4.

- *Una enfermedad contagiosa.* La enfermedad de Alzheimer no es contagiosa. No se puede adquirir por contagio de una persona a otra como puede ser la gripe o el sida. La convivencia con una persona enferma de Alzheimer puede generar estrés y depresión en el cuidador. Este estrés puede originarle olvidos, irritabilidad y enojos que no deben interpretarse como síntomas de la enfermedad.

- *Enfermedad emocional o embrujo espiritual.* La enfermedad de Alzheimer es una enfermedad orgánica independiente del contexto relacional en el que haya vivido el enfermo. No es el resultado directo de tensión, disgustos, negligencia o conflictos familiares que hubieran influido para desencadenarla. Tampoco es el producto de algún hechizo o alguna "debilidad moral", puesto que personas productivas, fuertes y cultas también pueden contraerla.

- *Consecuencia de cambios repentinos en la vida del enfermo.* Un cambio de residencia, la pérdida de un ser querido o una breve estancia en el hospital no originan la enfermedad. Sin embargo, este tipo de acontecimientos puede sacar a la luz una demencia oculta. Aunque una persona sea capaz de hacer frente al esfuerzo que le exige una rutina limitada, un cambio repentino, a veces suele ser una prueba demasiado difícil de superar. En apariencia, el acontecimiento es "la causa" de la aparición repentina de la demencia. Sin embargo, una investigación exhaustiva demostrará, por lo general, que los problemas son anteriores al suceso desencadenante.

- *Falta de sangre u oxigenación en el cerebro.* Dar medicamentos a los enfermos para incrementar el flujo sanguíneo o la oxigenación del cerebro no hará que se detenga el curso de la enfermedad.

Algunos fármacos llamados vasodilatadores aumentan el diámetro de los vasos sanguíneos en el cerebro; sin embargo, como la enfermedad de Alzheimer no es una enfermedad vascular, muchos médicos piensan que los vasodilatadores pueden ser dañinos para los ancianos que tienen la enfermedad pues también dilatan los vasos sanguíneos periféricos en los brazos y piernas y pueden reducir la presión disponible para un adecuado flujo cerebral. Una presión sanguínea disminuida, como es el caso que frecuentemente ocurre cuando una persona se pone de pie repentinamente, puede ocasionar mareos y caídas, especialmente en los pacientes con Alzheimer, pues tienen dificultad para mantenerse en equilibrio y coordinación. Si es necesario utilizar vasodilatadores, éstos deben ser administrados con precaución y cuidadosamente evaluados tanto por el médico como por el cuidador.

• *Resultado de alcoholismo crónico o deficiencia vitamínica.* Un abuso crónico del alcohol o una nutrición deficiente ocasionan un tipo de demencia diferente y esto significa que no se puede detener la enfermedad de Alzheimer si se restringiera la ingestión de alcohol o si las personas se alimentaran mejor (aunque una dieta adecuada siempre ayuda). Se cree que los suplementos de lecitina (sustancia grasa que se encuentra en la yema de huevos, granos enteros, soya y vísceras) pueden ayudar, sin embargo, no existen pruebas de los beneficios de tomarla. Si bien la lecitina es una fuente rica en colina, que se combina con otras substancias en el cerebro para producir acetilcolina —el mensajero químico que transmite los impulsos nerviosos dentro del cerebro— se sabe que el suplemento con lecitina no previene la enfermedad de Alzheimer. Como anotación final, conviene saber que existen otras creencias como los suplementos vitamínicos tomados a dosis normales o sobredosis, ingerir hierbas, tomar maná (que es un producto derivado de las algas), el tratamiento por quelación, que es un método que supuestamente elimina el aluminio venenoso del cerebro, es de alto costo y puede producir efectos colaterales serios. "Ninguno de estos tratamientos han mostrado resultados positivos en el tratamiento biológico de la enfermedad de Alzheimer".[63]

• *Consecuencia de que la persona no sufre porque no sabe lo que le sucede.* Existen evidencias de que las personas con esta enfermedad se dan cuenta de que algo anda mal, sobre todo al principio, mucho antes de que otros estén conscientes de un cambio persistente. Sentir que no están bien y no saber qué tienen los puede llevar a sentirse deprimidos, temerosos y tristes.

Una mejor comprensión acerca de lo que puede originar la enfermedad y de lo que no la ocasiona puede ayudar a quitar miedos y echar abajo conceptos erróneos que hacen que se incrementen los temores. También puede ayudar a que la familia no "compre curaciones" o albergue falsas esperanzas dadas por charlatanes o médicos sin escrúpulos que lucran con el dolor humano ofreciendo tratamientos y curaciones de una enfermedad para la cual no existe ni alivio ni prevención hasta el momento.

---

63 *Ibid.*, p. 5.

Importancia de la autopsia y de la donación del tejido cerebral

La única certeza absoluta para confirmar el diagnóstico de la enfermedad de Alzheimer es a través de la autopsia del cerebro. La autopsia es un procedimiento que se realiza después del fallecimiento de una persona, en la cual el cuerpo o partes específicas son examinados cuidadosamente para determinar la causa de la muerte. En el caso de la enfermedad de Alzheimer, la autopsia se realiza en los tejidos del cerebro.

Aun cuando el número de pacientes con la enfermedad de Alzheimer aumenta cada vez más, a pocos se les practica la autopsia, porque los familiares muchas veces desconocen la importancia de su aplicación. Realizar la autopsia en el cerebro de los pacientes que fallecen es importante por numerosos motivos, por ejemplo:

- Porque no existe otra manera de hacer estudios de primera mano; es necesario llevarlos a cabo en el cerebro humano.
- Porque es la única manera de precisar el diagnóstico y determinar si el enfermo padecía o no la enfermedad de Alzheimer.
- Porque cuando existe una incidencia familiar, los estudios genéticos necesitan de registros médicos completos para su investigación.

La única forma de investigar la enfermedad es en el cerebro humano. Los animales no desarrollan la enfermedad de Alzheimer y no existe un modelo animal en el que se pueda experimentar. Aun cuando ya se están haciendo estudios al respecto, las investigaciones no son concluyentes.

Precisar el diagnóstico *post mortem* requiere de examinar en el microscopio tejidos del cerebro para determinar si están presentes las placas seniles, la acumulación de la proteína betaamiloide en cantidades anormales y las marañas neurofibrilares características de la enfermedad.

Antes de que el paciente fallezca, el único diagnóstico que la familia tiene es "probable o posible demencia tipo Alzheimer". Si bien una autopsia no permitirá saber qué originó la enfermedad, sí podrá confirmar, por los estragos que ocasiona en el cerebro, que realmente se trataba de ella o, por la ausencia de dichos estragos, permitirá la tranquilidad de saber que la enfermedad de Alzheimer no estaba presente.

Realizar la autopsia cerebral es muy importante para la investigación, porque a partir de los efectos en la degeneración de las células cerebrales se puede descubrir qué la origina; saber qué la origina puede llevar a descubrir qué compuestos químicos la pueden detener o revertir, y poderla detener o revertir puede evitar la destrucción de las células cerebrales.

Cuando existe la evidencia de que es Alzheimer familiar, las familias pueden proporcionar una fuente muy necesaria para seguir investigando la genética de la enfermedad porque permitirá buscar un patrón que mostrará cómo se transmite.

Si bien existen indicios importantes de que en el Alzheimer familiar puede haber una predisposición hereditaria, se están haciendo numerosos estudios al respecto. Existe la posibilidad de que ser candidato a portador de un gen, no siempre signifique que el gen se exprese en sí mismo y que se desarrolle la enfermedad. Sin embargo, las investigaciones no han terminado y aun cuando se llegara a establecer que hubiera un factor hereditario, no necesariamente implica que los descendientes vayan a desarrollar la enfermedad.

Aceptar que se realice la autopsia cerebral en los pacientes que fallecen también trae consigo aceptar dejar como donación el cerebro en un banco de tejido cerebral. Estos bancos son departamentos especializados en la obtención, conservación, estudio y caracterización de muestras de cerebros humanos provenientes de necropsias, bajo condiciones controladas, para que puedan ser empleados en la investigación de procesos fisiológicos o patológicos. La ventaja del empleo de las muestras de los bancos es que pueden ser incluidos en diversos estudios. Los motivos para que se incluyan son:

- Porque es una manera de que estén controlados y conservados.
- Se puede disponer de un número suficiente de casos en un momento determinado.
- Permite el estudio de tejido fresco, lo que no sería posible sin la existencia de un banco para que el fruto de estas investigaciones redunde en el beneficio de pacientes potenciales.

Cabe destacar la importancia de que los cerebros deben ser obtenidos y procesados lo antes posible después del fallecimiento. El tiempo óptimo considerado es de seis horas, pero a veces esto no es posible. "Tomando en cuenta que la autopsia muchas veces se realiza en la mañana del día siguiente, el plazo máximo que se considera razonable es de quince a treinta horas".[64]

---

64 Toledano, Adolfo, "Significación de los 'Bancos de Cerebros' en la Enfermedad de Alzheimer y otras demencias afines a debate", en M. Boada, Rovira y M. Antoine Selmes (eds.), *4th Conference Systed'91*, Fundación Alzheimer España, Barcelona, 1991, p. 96, 98.

En la enfermedad de Alzheimer es necesario recalcar que la autopsia y donación debe ser únicamente del cerebro, porque los órganos de un paciente con esta enfermedad no pueden ser donados para trasplante. Si la hipótesis de la teoría del virus de lento desarrollo fuera comprobable, tendría efectos en los órganos y, por consecuencia, en los trasplantes.[65]

Para los familiares, tomar la decisión de practicar la autopsia al paciente y donar su cerebro puede ser emocionalmente muy difícil, porque no sólo tiene que ver con planteamientos hereditarios, científicos y de investigación, sino porque también se tienen que considerar otros elementos.

Puede requerir que los familiares se den la oportunidad de tocar este tema y hablarlo de una manera abierta y realista para ponerse de acuerdo entre ellos mismos y llegar a un consenso familiar.

Necesitan asesorarse por anticipado y evaluar sus dudas en cuanto al costo, a sus temores a intervenir el cuerpo después del fallecimiento del paciente, a sus creencias religiosas. Se requiere que los familiares examinen las creencias y valores tanto propias como del paciente. Algo que puede contribuir a tomar la decisión es, si todavía es posible, preguntarle al enfermo qué piensa acerca de este tema y qué le gustaría que se hiciera. Si esto ya no fuera posible porque el paciente ya no puede comunicarse, preguntarse ellos mismos ¿cuál sería su postura? Probablemente piensen que quizás el paciente estaría de acuerdo en que si su sufrimiento tiene algún sentido y sirve para aliviar el sufrimiento de otros, la donación pueda contribuir a impedir que el día de mañana alguien esté igual que él.

---

65 Para los aspectos prácticos de cómo se puede llevar a cabo la autopsia y la donación del cerebro, ver apéndice.

Es necesario identificar los factores que juegan un papel crucial para la decisión acerca de la autopsia y la donación del cerebro. Si los familiares se abocan a esta decisión, conviene hacer los planes por anticipado, antes de que el paciente fallezca, porque esto les permite el tiempo necesario para despedirse de él una vez que fallece, así como para explorar y aclarar sus dudas de una manera tranquila.

CAPÍTULO 3

La enfermedad como realidad

Una sensación de profundo desamparo me recorrió cuando oí que el médico dijo que probablemente tenía la enfermedad de Alzheimer. Precisamente las palabras "enfermedad de Alzheimer" me sonaron crueles e irreales. Quería creer que estaba hablando de otra, no de mí.

Recuerdo haberle hecho unas preguntas. ¿Está seguro de que es esta enfermedad? ¿Cabría la posibilidad de que fuera otra? ¿Habría algo que pudiera hacerme...? Recuerdo cómo se acercó y permaneció junto a mí cuando me contestó, pero no recuerdo qué fue lo que me dijo.

Además... no quería escucharlo. Yo quería hablar, pero no quería que nadie supiera todo lo asustada que estaba. Siempre tuve la imagen de mí misma de ser una persona fuerte que podía enfrentar cualquier cosa pero ahora tenía miedo de una enfermedad que no entendía.

¿Cómo iba a vivir el resto de mi vida y cuidar de mi familia? Lo único que podía ver era una gran oscuridad.

JAN PRESCOTT[66]

---

66 Cohen, Donna y Carl Eisdorfer, *The Loss of Self*, W.W. Norton, Nueva York, 1986, p. 58.

En la ciudad de México, una familia llevó a Carlota al médico, todos estaban preocupados por su extraño comportamiento. Explicaron que, desde que murió su padre, Carlota se volvió muy olvidadiza.

Al principio creíamos que su conducta rara se debía a la depresión. Sin embargo, a últimas fechas, parece no recordar el nombre de mi papá o los nuestros, sus hijos. A veces se olvida de que algunos somos hijos adultos y nos trata como niños. Está muy desorientada y se ha llegado a perder cuando regresaba de la iglesia o del supermercado, o también se olvidaba de recoger a los pequeños de la escuela.[67]

Después de una cuidadosa evaluación física y psiquiátrica, el diagnóstico es... enfermedad de Alzheimer.

Los testimonios anteriores son relatos verídicos de una paciente y de una familia que reflejan sus impresiones al escuchar el diagnóstico y que marcan el comienzo insidioso y angustiante de la enfermedad.

Síntomas y proceso de la enfermedad

No todas las personas con la enfermedad de Alzheimer presentarán los mismos síntomas con la secuencia que se indica a continuación. Cada persona tiene su propia singularidad y las diferencias entre unas y otras pueden estar influidas por diferentes factores: el grado de inteligencia de cada persona y sus habilidades anteriores a la enfermedad, su tipo de personalidad y la forma en que enfrentaba sus problemas, su relación conyugal o parental, algunos otros problemas de salud y el grado de apoyo de su medio ambiente.

---

67 Testimonio verídico expresado por la familia de una paciente.

Los síntomas que aparecen al principio de la enfermedad son sutiles, casi imperceptibles, tanto para el paciente, como para la familia. El paciente empieza por presentar una ligera pérdida de memoria reciente, como no saber dónde está la puerta de su habitación, no recordar lo que acaba de decir o hacer, o no tener presente citas a las que solía asistir. Más adelante, tendrá dificultad para encontrar palabras y nombres, le será problemático llevar a cabo tareas caseras como cocinar, poner una mesa o prepararse su desayuno.

Sus estados de ánimo pueden ser rápidamente variables. De estar tranquilo, apacible, puede pasar a un estallido de lágrimas, enojos o reclamaciones sin que la persona a quien están dirigidos haya hecho algo para originar estas reacciones.

Sus conductas empezarán a parecer "extrañas". Tal vez platique consigo mismo frente a un espejo creyendo que es otra persona; no querrá bañarse porque dirá que ya lo hizo o acusará a otras personas de que le están robando. Le será difícil estar en lugares donde hay mucha gente; su plática será repetitiva o insistente en una sola pregunta: ¿a qué hora nos vamos? Quizás esté demasiado absorto en algo o en sí mismo, no tomará en cuenta a los demás y tenderá a aislarse. Evitará preguntas que lo pongan en predicamento para contestar cambiando hábilmente la pregunta por: Dígame, ¿qué es lo que vamos a hacer?

Los recuerdos de su pasado serán sorprendentemente claros y precisos, aunque empezará a manifestar lagunas, tanto de su historia de vida, como de las circunstancias del presente y el pasado. Por lo mismo, confundirá a sus seres vivos con sus seres queridos ya muertos o a éstos los resucitará en su "realidad".

Poco a poco, necesitará de más ayuda para vestirse, bañarse, arreglarse. Su hablar se hará más lento, más suave y perderá cada vez más vocabulario. Perderá orientación en tiempo –no saber qué día o estación del año es–, en ubicación –perderse en lugares conocidos o dentro del hogar– y en espacio –no podrá enfocar una imagen o el objeto que tenga frente a su vista.

Con el tiempo, sucesos importantes ya sean familiares –una boda, un deceso– o del mundo –cambio de presidente, un golpe de estado– perderán significado. Pueden presentarse espasmos y sacudidas fuertes, –aunque éstos suelen ocurrir desde antes. Presentará incontinencia fecal y urinaria; quizás empiece a tener una pérdida severa de peso y dificultades para caminar y coordinar movimientos.

A medida que la enfermedad avanza, puede dejar de reconocer a sus seres queridos, sobre todo si no los ve con frecuencia. La pérdida del habla será casi total. Necesitará de una ayuda completa para realizar sus funciones diarias; dormirá la mayor parte del día y de la noche; ya no podrá caminar y estará pasivo e inmóvil, postrado en una cama o en un sillón.

Las funciones de su cerebro estarán cada vez más dañadas y será propenso a padecer broncoaspiración, neumonías, infecciones, trombosis coronarias o carcinomas que lo conducirán a un estado de coma y, finalmente, a la muerte.

Impacto en la familia

Para los familiares, el hecho de vivir la enfermedad junto con el paciente es una experiencia atemorizante, de gran impacto, porque les representa consecuencias graves para la familia en general y para el cuidador en lo particular. Este temor real, justificado y humano, se siente ante el conocimiento de que la enfermedad tendrá un avance gradual deteriorante de años, ante las consecuencias imprevistas de la misma y ante la total dependencia del paciente.

Los familiares necesitarán flexibilidad y creatividad para encontrar fuentes de apoyo, formas para mantener la normalidad en sus vidas y para compartir la responsabilidad, de modo que el cuidador en lo particular no llegue a sentirse abrumado. El impacto de la enfermedad es un proceso que necesita tiempo para que los familiares lo asimilen. Requiere de una comprensión de la repercusión en sus vidas y de cómo éstas se van a afectar. Se necesita una serie de aprendizajes prácticos y adaptaciones emocionales a la situación que, al principio, los familiares no se encuentran preparados para afrontar. La misma enfermedad y las continuas demandas de cuidado hacen que, en las familias, o se consolide una fuerte integración entre sus miembros o se debiliten los lazos de unión y se desintegre.

La problemática interna puede coincidir con insuficiencia y/o falta de información. Puede ser que haya desacuerdos y críticas por parte de un miembro hacia otros por las reacciones que tienen ante el paciente o por la manera en que lo cuidan.

Si el paciente representaba la figura central de autoridad y respeto para mantener la unión familiar, para motivarlos o para recurrir a él en busca de consejo y guía, algunos miembros de la familia, ante el dolor de ver sus cambios, se segregan, se aíslan y se alejan.

En muchos casos, la enfermedad puede ser depositaria de otros problemas que ya existían con anterioridad y volverse una válvula de escape que saque a relucir conflictos entre los miembros involucrados. La manera en que resuelvan esta nueva situación, tendrá mucho que ver con la forma en que hayan enfrentado y manejado sus conflictos anteriores.

Cuando el paciente ya no puede tomar decisiones, sus funciones y responsabilidades cambian, y otros miembros de la familia tendrán que hacerse cargo de ellas. Puede ser que un esposo por primera vez tenga que hacer compras, cocinar, limpiar la casa, lavar la ropa. A su vez, si el marido es el enfermo, la esposa tendrá que aprender a llevar cuentas de dinero, hacer reparaciones electrodomésticas, efectuar pagos de servicios o administrar un negocio familiar. Si la situación económica es precaria y el enfermo deja de trabajar, la esposa se siente dividida entre permanecer en casa y cuidar del paciente o buscar un trabajo que le permita tener un ingreso para atender las necesidades del hogar. En algunos casos, los cónyuges sienten gran temor de que puedan morir antes que el paciente, dejando su cuidado en manos de terceros. Se angustian de pensar que no le van a proporcionar la atención adecuada, como ellos se la darían.

Algunos jóvenes se verán en la necesidad de asumir responsabilidades adultas o algunos jóvenes adultos que están esforzándose por construir un patrimonio personal o por sacar adelante una familia, estarán en la necesidad de interrumpir sus proyectos vitales.

Si existen hijos menores, a veces creen que ellos son los causantes de la enfermedad del padre o del abuelo por algo que pensaron, dijeron o hicieron. Recordemos que el adulto está perdiendo un cónyuge, un padre, un amigo y el niño está perdiendo un modelo, un protector, un ídolo. Los familiares necesitan ayudar a reconocer estas pérdidas en las relaciones únicas del niño y el enfermo.

Para poder realizar estos acomodos, es necesario que se lleven a cabo reuniones familiares en donde asistan, de preferencia, todos los miembros o la mayoría de ellos, incluyendo a niños y amistades cercanas, para que todos cuenten con la oportunidad de hablar y aclarar sus dudas respecto a la enfermedad; es necesario hacerles saber a los niños que la enfermedad es la causa del cambio en las conductas y actividades del enfermo. Los familiares necesitan saber de los cambios de roles y funciones que se van a realizar, de los compromisos que cada uno va a asumir, y de hacer una evaluación de la situación económica por todos los gastos que se afrontarán, así como prever qué tipo de ayuda van a requerir. Realizar periódicamente estas juntas, tendrá el fin de organizarse y hacer planes para distribuir el cuidado.

Los familiares deberán enfrentarse a nuevas responsabilidades, difíciles y continuas, en las que muchas veces no podrán llevar a cabo sus obligaciones diarias, satisfacer sus necesidades personales, disponer de tiempo para descansar, socializar, divertirse, porque las demandas de un cuidado rutinario interfieren con estas actividades. Si no disponen de apoyo, vivirán con una continua sensación de desesperación y desesperanza que se manifiesta en angustia, cansancio, irritabilidad, depresión y soledad. Algunas veces su salud física se ve amenazada, el clima emocional dentro del hogar se vuelve difícil y los recursos humanos se agotan.

Es difícil que la familia pueda resolver esta problemática si no tiene información clara acerca de la enfermedad, de la unión y confianza que necesitan tener para renovar fuerzas en tiempos arduos, de la preparación que requerirán para sobrellevar las etapas subsecuentes, de la aceptación de la enfermedad como parte de su realidad y de cómo ellos se pueden proteger para no tener tanto desgaste físico y emocional.

El cuidador principal necesitará de mucho apoyo y comprensión por parte de los demás miembros de la familia y de terceros, ya que se responsabiliza por la vida del paciente. Realizará o supervisará que al enfermo se le administren cuidados, aseo personal, alimentos, medicinas, seguridad física, distracciones. Un descanso momentáneo en la vigilancia puede dar lugar a un daño físico del paciente. Si no se brinda apoyo, aun el cuidador más determinado pronto se encontrará más abrumado de lo que permite su resistencia.

Muchas veces el cuidador familiar experimenta una serie de sentimientos conflictivos y ambivalentes hacia el paciente. Siente amor por el ser querido que fue y odio o rechazo por el que es ahora; enojo por los comportamientos necios e incongruentes y culpa por regañarlo o perder la paciencia; vergüenza por las conductas "raras" que muestra delante de otros y frustración porque sus llamadas de atención no hacen eco en el paciente. Esta ambivalencia le genera al cuidador sentimientos en cascada de culpa, angustia, rabia, desesperación, impotencia, tristeza, soledad, que se van sumando a más culpas porque cree que puede hacer más y no lo hace; a más angustia porque ve que cada día el paciente es menos capaz de cuidarse a sí mismo; a más rabia y desesperación porque se ve limitado en sus propias necesidades; a más impotencia porque el vínculo que existió ahora ya no existe; a más tristeza y soledad porque el paciente deja de reconocer a los amigos y parientes cercanos y éstos, a su vez, se retiran.

Cuando otorgar cuidado es un medio para expresar cariño, gratitud y reciprocidad, puede ser también un motivo de mucha satisfacción y sentido personal, aun cuando el enfermo no dé muestras de reconocimiento. Esta posibilidad de reciprocidad hace que algunos cuidadores puedan sobrellevar los cambios en la conducta y en el carácter del ser querido. Sin embargo, para otros, algunos aspectos del cuidado como insomnio, llantos, gritos e incontinencia pueden ser intolerables.

En otros casos, sucede que a algún cuidador, en su afán de expiar culpas por daños emocionales que le hizo al paciente en el pasado, ya sea por abandono, negligencia o malos tratos, el cuidado le representa una "extrema preocupación". Cualquier límite en la responsabilidad, como darse un tiempo para divertirse o conseguir ayuda extra, puede parecerle una herejía o poner en entredicho su "devoción" como cuidador. Si este es el caso, es recomendable buscar ayuda profesional.

Algunos casos son dramáticos. Cuando el enfermo vive solo, el familiar que ve por él se sentirá continuamente preocupado: se preguntará si comió a sus horas, si se tomó su medicina, si dejó las llaves del gas o del agua abiertas, si salió de su casa y se perdió, si dejó entrar a extraños o si regaló sus pertenencias. Estas preocupaciones hacen que continuamente le llame por teléfono. Si tiene un trabajo de tiempo completo y/o vive lejos de donde reside su familiar enfermo, las visitas no pueden ser con la frecuencia que desearía. Así, se vive con gran estrés y angustia hasta que se enfrenta con la decisión de llevarlo a vivir con él si las condiciones lo permiten, o buscar un lugar donde lo puedan atender, siempre y cuando su situación económica lo permita.

También he sido testigo de un caso especial en el que el cuidador, que a su vez está enfermo y no dispone de recursos económicos, además de tener a un ser querido con demencia, tiene que atender a otros enfermos, como un hermano con retraso mental y a un hijo alcohólico. Ante casos así, podemos darnos cuenta lo difícil que es buscar una solución a estas situaciones.

Lo anterior es una enumeración no limitativa de las dificultades que los familiares han comentado, tanto en los grupos de apoyo[68] como a nivel personal. El impacto de la enfermedad puede ser de muy distintos grados y efectos dependiendo del entorno familiar y de los recursos económicos con que se cuente, pero finalmente no deja de ser un impacto grave.

Los familiares esperan y desean fervientemente que la investigación médica encuentre la manera de curar o prevenir la enfermedad, pero ¿qué se puede hacer mientras tanto?, ¿cómo ayudar al paciente?, ¿cómo ayudarse ellos mismos?

---

68 Son grupos especializados de autoayuda para personas que brindan cuidados. En estos, los familiares encuentran un espacio para compartir dentro de un ambiente seguro y discreto todos sus sentimientos en conflicto, sus dudas, temores; y la información, el apoyo y la comprensión que reciben les da fuerza para entender y aceptar el proceso de la enfermedad.

CAPÍTULO 4

Del enfoque humanista existencial

El marco teórico que sirve de referencia para este trabajo es, esencialmente, el de los fundamentos de la psicología humanista existencial. Para entender este enfoque en el que se basará el modelo de comprensión humana hacia la enfermedad de Alzheimer, el enfermo y la familia, objeto de este trabajo, es necesario conocer sus antecedentes, su concepto de la naturaleza del ser humano y sus principios básicos.

Antecedentes[69]

La psicología humanista existencial tiene sus raíces en la filosofía existencialista que, a su vez, surge de la fenomenología. Mi intención no es ofrecer un análisis detallado acerca de ellas sino tan sólo hacer mención de algunos de sus supuestos principales con la idea de introducir al lector a la filosofía del hombre que subyace a la psicología humanista existencial.

En el siglo pasado tuvieron lugar, entre otros, los siguientes acontecimientos importantes: la primera guerra mundial, la depresión económica de 1929-30, la guerra civil española, la segunda guerra mundial, la creciente industrialización en

---

69   Ideas desarrolladas a partir de un esquema del maestro Alejandro Unikel S.

muchos países, la proliferación de corrientes económicas, sociales y políticas que niegan los valores y la realidad misma de la persona sometiéndola al bienestar del grupo, sociedad o estado, la difusión generalizada de una visión naturalista del hombre que lo contempla como un objeto natural, igual a cualquier otro, eliminando su subjetividad. Todos ellos han contribuido a que la importancia del hombre quede reducida a una parte pequeña de un todo que le afecta; de aquí la sensación de que la vida carece de significado, de haber perdido rumbo y sentido, de falta de identidad, de aislamiento y separación de los demás, de alienación. Y por todo ello, de carecer de importancia como individuo.

Preocupados por esta situación, algunos pensadores intentan buscar otros elementos que aclaren la estructura fundamental de la existencia humana y los encuentra en la filosofía existencial y en la fenomenología.

Existencialismo

El existencialismo surge como respuesta frente a esta crisis del hombre moderno. Tiene su antecedente en los trabajos de Kierkegaard a finales del siglo XIX y en la filosofía fenomenológica de Edmund Husserl de principios del siglo XX. El existencialismo es una corriente filosófica que considera que lo más importante en el ser humano, lo que le da carácter, es su existencia. A partir de 1930, el concepto de existencialismo se aplica "a un conjunto de filosofías o de direcciones filosóficas que tienen en común el instrumento de que se valen: el análisis de la existencia, aunque no tengan en común los supuestos y conclusiones (que son diferentes)... Por lo tanto, el análisis existencial es el análisis de las situaciones más comunes o fundamentales en que el hombre llega a encontrarse".[70]

El pensamiento existencial es una corriente muy heterogénea, pues lo mismo se aglutinan en ella filósofos cristianos, ateos y marxistas, como literatos y pintores. Pese a la diversidad de estos campos, todos tienen como punto de partida común la existencia humana.

Dentro de la filosofía existencial se dan dos corrientes de filósofos que reflexionan acerca de las condiciones prevalecientes en el ser humano. Una es "la filosofía del absurdo en sus conceptos de contingencia, angustia, alienación, nada; y la otra es la filosofía de la libertad con sus conceptos de proyecto, compromiso, creación de valores".[71]

Los filósofos de la primera corriente, los del absurdo, ofrecen un sentido pesimista porque adoptan la posición de que, para los seres humanos, su estar en el mundo emerge de la nada, no fue producto de su deseo de venir sino que fueron arrojados y, de pronto se vieron insertos en él; por lo mismo, la experiencia real y cotidiana la viven como un absurdo. Su angustia es que fueron lanzados a este mundo sin ninguna guía, en consecuencia, tienen que descubrir su propia identidad y un significado de su estar en el mundo.

Por otra parte, los filósofos de la libertad ofrecen un sentido esperanzador: el ser humano opta por llegar a ser lo que quiere ser. Ésta es la condición para que existan cambios en la persona y en la humanidad. Establecen que los seres humanos pueden

---

70 Abbagnano, Nicola, *Diccionario de filosofía*, 2a. ed., Fondo de Cultura Económica, México, 1966, p. 490.
71 Portuondo, Juan A. y Francisco M. Tamames, *Psicoterapia existencial, gestáltica y psicoanalítica*, Biblioteca Nueva, Madrid, 1979, pp. 15, 16.

recordar el pasado, ver el presente, pero no tienen nada para el futuro excepto la esperanza.

Gabriel Marcel dice que el ser humano tiene dos posibilidades para humanizarse. Una es la posibilidad estática de espera que es simplemente vivir cada día sin asumir la propia vida, y la otra es la posibilidad dinámica, en la cual vivir no es sólo esperar, sino también esperanza, como una actitud activa ante la vida, poniendo de su parte para crear, para correr riesgos, para lograr sus fines.

De esta manera el existencialismo, al descubrir que no había ningún fundamento permanente capaz de justificar lo que el ser humano hacía con su vida, pretendió crear un sentido a partir de la propia existencia individual. La idea de que las acciones de cada individuo eran la única fuente posible de sentido constituyó una nueva perspectiva en la historia de nuestra cultura. Según esta posibilidad, cada persona debe hallar y crear su propio sentido en un mundo aparentemente sin sentido.

Aspectos básicos del existencialismo

Etimológicamente, la palabra existir deriva del verbo latino *existere* que significa salir, emerger, aflorar, bullir. El existencialismo concibe al ser humano como un ser que fluye, aflora, sale, que se proyecta hacia el mundo, hacia la vida, como un ser total. Uno de sus objetivos es rescatar al hombre en concreto, en contraposición con el hombre en abstracto. Le interesa rescatar al hombre de la calle; las experiencias humanas particulares; lo que le sucede al individuo, en contraposición a las grandes masas o los grupos colectivos. Está en contra de una descripción reduccionista del hombre en relación con la realidad, al sostener que existe una realidad objetiva fuera del sujeto que la ve y que éste es independiente de su objeto. El existencialismo sostiene que cada ser humano construye su propia realidad a partir de su subjetividad; la realidad, como tal, no existe. Al existencialista "le interesa cómo una persona define su propia realidad, la forma en que expresa sus intenciones acerca de ella y la manera en que la internaliza y percibe".[72]

❖

El existencialismo recobra cada vez más la importancia del cuerpo como fuente fundamental de experiencia: "mi cuerpo, no el cuerpo abstracto que estudia el biólogo sino el cuerpo de mi experiencia vivida, es el mediador entre yo y el mundo".[73] La presencia a través del cuerpo que cada ser humano tiene en la vida es su punto de inserción en el mundo y es el vínculo entre éste y su existencia.

❖

En el existencialismo, las crisis y la angustia tienen importancia crucial. Para los existencialistas, la angustia no siempre es necesariamente patológica, sino que puede tener un sentido positivo. Jean Paul Sartre precisó el significado de la angustia y la diferenció del miedo. El miedo es temor frente a algo o alguien diferente a sí mismo, en tanto que la angustia tiene como referente al propio sí mismo. "La angustia difiere del miedo en que el miedo es miedo del mundo que me rodea, en tanto que la angustia es angustia de mí mismo... En la situación que provoca miedo la amenaza me viene del exterior, mientras que, en el caso de la angustia mi propio ser la produce, ya que me

---

72   Ofman, William V., *Affirmation and Reality: Fundamentals of Humanistic Existential Therapy and Counseling*, Western Psychological Services, 1976, p. 3.

73   Garaudy, Roger, *Perspectivas del hombre, existencialismo, pensamiento católico, estructuralismo, marxismo*, Editorial Fontanella, Barcelona, 1970, p. 158.

angustio de mí mismo, sobre cómo voy a comportarme en la situación real".[74]

La angustia es la experiencia inherente del ser humano cuando se da cuenta que lo que va a ser depende de él mismo, que su vida está en sus manos y que es su responsabilidad decidir qué es lo que quiere hacer de ella. En un sentido más amplio, "la angustia es la experiencia vivida fundamental en la que se resumen todos los aspectos de la condición humana; la soledad, el absurdo, la amenaza constante de perderse en las cosas...,"[75] la desesperación, el desamparo, la ambigüedad, la relación y comunicación consigo mismo y con los demás, condiciones humanas a las que el hombre no puede escapar porque no hay ninguna garantía de que los significados personales creados se sustenten mucho tiempo, sobre todo frente a la temporalidad y a la muerte.

Ante la angustia existencial sólo cabe la libertad y aquí el existencialismo pone su máximo empeño en llenar con un nuevo significado el vacío que se le abre al ser humano cuando su mundo se le derrumba. Cuando se da cuenta que vive una vida no realizada, que ha desperdiciado las oportunidades, que siente que el tiempo se le va deslizando sin que su vivir le proporcione las satisfacciones deseadas y esperadas, aumenta su angustia existencial y esto mismo es lo que lo puede inducir a la búsqueda de una mejor forma de vida. Rescata un sentido de impulso y crecimiento porque este ser humano, al enfrentarse consigo mismo y con su realidad, puede ejercitar su libertad, ya sea para dejarse caer o para empezar a modificar su modo de vida.

---

74 Ortiz Monasterio, Xavier, *Para ser humano. Introducción experimental a la filosofía,* Universidad Iberoamericana, México, 1987, pp. 83-84.
75 Garaudy, *op. cit.,* pp. 63-64.

En el existencialismo, tener conciencia de la muerte es una condición humana necesaria para darle significado a la vida. Si no fuera por la muerte, el hombre no podría preguntarse por la vida. Todos los seres vivos están condenados a morir y en el ser humano, este saberse finito lo confronta de una manera contundente con la pregunta ¿cuál es el sentido de mi vida? Si no dispone de la eternidad para hacer todo lo que quiere y si sólo son unos años los que habrá de vivir aunque no sepa cuántos, cobra una prioridad fundamental la pregunta ¿qué voy hacer con mi vida? Aceptar esta finitud nos da la oportunidad de definir la calidad de vida que queremos y, justamente porque sabemos que vamos a morir, la vida adquiere sentido.

El ser humano en el existencialismo

Al existencialismo le interesa todo lo que atañe al hombre, por eso es un humanismo, pero también es un individualismo en el sentido de que cada persona experimenta las situaciones humanas de una manera individual.

Para esta corriente de pensamiento, el ser humano está en proceso permanente, se está haciendo a sí mismo desde que nace hasta que muere. En este sentido es un ser infinito, no un ser acabado como si fuera un producto terminado al que ya no hay nada más que agregarle. Nos estamos haciendo constantemente a nosotros mismos en la vida y en el existir. "El cambio y el desarrollo son cualidades inherentes al proceso vital".[76] Mientras el ser humano esté vivo, nunca acabará de ser porque está en proceso y está cambiando.

---

76 Fromm, Erich, ¿*Tener o ser?*, 5a. reimp., Fondo de Cultura Económica, México, 1985, p. 41.

Es un ser humano que está consciente de sí mismo y de su existencia. La conciencia es la capacidad de darse cuenta. "Ser consciente significa estar consciente de algo. La conciencia siempre está dirigida hacia algo fuera de sí mismo -un objeto o evento- y siempre implica una actitud, un proyecto o una intención".[77]

El ser humanos es el único ser de la naturaleza que es consciente de sí mismo. La conciencia de pensar, reflexionar, saber que sabe, es su cualidad distintiva, nos distingue de los animales. El animal vive pero no existe para sí porque no es consciente de sí mismo. El ser humano se da cuenta de él mismo, de los sucesos que intervienen en su vida y de su propia intervención en los sucesos. Somos seres conscientes, sujetos de experiencia. Nuestra experiencia es experiencia del mundo que nos rodea y de nosotros mismos en relación con ese mundo.

❖

El ser humano tiene opciones; por lo mismo, tiene libertad y responsabilidad. Unos autores dicen que el ser humano nace con toda la libertad y otros sostienen que la libertad es una potencialidad que hay que ir adquiriendo con mucho esfuerzo. Inclinándonos hacia esta postura, el ser humano tiene opción a la libertad pero hay que trabajar día a día para irla obteniendo. No se le da como un don gratuito. Sartre dice que el ser humano está condenado a la libertad. Por el hecho de tener conciencia está constantemente en la disyuntiva de tener que elegir. Y el hecho de no elegir en sí, implica una elección, la de no elegir.

Victor Frankl dice que el espacio irreductible que tenemos como seres humanos es ese espacio de libertad por el que frente

---

77 Ofman, *op. cit.*, p. 32.

a situaciones externas que puedan parecer totalmente determinantes, tenemos la capacidad de elegir la actitud con la cual enfrentamos esos hechos. Aun cuando la libertad para elegir está limitada por factores biológicos, psicológicos, sociales, culturales, económicos o políticos el ser humano, por su conciencia, es capaz de elegir.

En la medida en que el ser humano elige, las consecuencias de sus actos son responsabilidad de él mismo, esté consciente de ello o no. Muchas veces el hecho de no estar consciente de la derivación de sus actos pretende eximirlo de la responsabilidad, pero en el fondo esa responsabilidad le pertenece porque las consecuencias de sus acciones van a recaer sobre él.

La vocación humana es ser cada vez más persona y, en tanto se aprenda a ejercer la libertad y responsabilidad, se será más humano.

❖

El ser humano está en relación consigo mismo, con los demás y con el mundo. Necesita estar consciente de quién es, descubrir cuál es su esencia para desarrollar un sentido de identidad que lo lleve a aprender a relacionarse consigo mismo, con los demás y con el mundo para responder a los acontecimientos.

La soledad es una condición esencial de la existencia humana. Cada ser humano experimenta sus vivencias solo, cuando descubre que no puede depender de nadie para su propia confirmación, que solo tiene que crear un significado para su propia vida, que solo tiene que incorporar sus creencias, valores, convicciones, que solo tiene que enfrentar la muerte. En esta soledad, el ser humano entra en contacto profundo consigo mismo y puede convertirla en un instrumento para salir de sí, descubrir al otro, a los demás, al mundo, y relacionarse con ellos de una manera significativa. Cuando a la soledad no se le comprende y no se le cultiva como un medio para conocerse y crecer, puede conducir a la persona en su aspecto negativo, al repliegue en ella misma, a cerrarse al mundo, a aislarse, a mirar con suspicacia las actitudes de quienes la rodean, a volverse dura, insensible, ausente, a quedarse sola, aislada, indiferente. Esta indiferencia es la de caminar al lado de alguien sin darle el carácter de "otro". Es ir por el mundo sin la conciencia de tomar en cuenta al prójimo, sin darle su peculiaridad de "diferente". Si soy indiferente a mí mismo, al mundo nunca le voy a encontrar sentido ni le voy a dar sentido a los demás. Si comienzo a darme cuenta de mi identidad y me empiezo a reconocer diferente, salgo de mi indiferencia y distingo que hay personas a mi alrededor que son distintas a mí, porque es mi presencia única y personal la que va descubriendo al mundo, a los demás y en este coexistir trasciendo mi soledad, descubro al otro, le doy cabida y me acerco no en un nivel funcional, sino en un nivel humano. "De la soledad indispensable para saberme humano, salgo al encuentro con el otro, sin el que no puedo sentirme humano".[78]

La existencia del ser humano no está separada del mundo en el que vive. Mi existencia es una coexistencia con otras existencias; mi presencia en el mundo es una copresencia; mi encuentro con el otro es nuestro encuentro; mi mundo es nuestro mundo. "El encuentro con el otro, su presencia, me revela al otro como igual-que-yo-en-el-mundo significado que jamás percibo en el encuentro con las cosas. Puesto que el otro es como-yo-en-el-mundo, es mi compañero en el mundo"[79] y

78 Acevez Estrada, Luis Mariano, *Desarrollo por el arte: un modelo centrado en la persona como alternativa para la experiencia estética*, tesis de maestría en orientación y desarrollo humano, Universidad Iberoamericana, México, 1991, p. 28.
79 Luypen, W., *Fenomenología existencial*, Ediciones Carlos Lohlé, Buenos Aires, 1967, p. 186.

porque comprendo que estoy tratando con otro ser humano, un ser que está en el mundo "como yo", que me acompaña y con el que estoy junto, de la manera en que lo trato -un gesto, una mirada, una sonrisa- lo diferencio de los demás y hace que surja un encuentro en "nosotros". En este encuentro "en nosotros", ¿qué encuentro? Puede ser atracción, admiración, comprensión, apoyo, agradecimiento, apertura, confianza, fidelidad, empatía, consideración, libertad, solidaridad, aceptación, respeto, altruismo, comprensión, motivación, esfuerzo, honestidad, integridad, sentido del humor, responsabilidad. Mi encuentro contigo, frente a ti, hace que se den estos descubrimientos que nos acercan, nos comprometen y nos pueden llevar al amor.

❖

Como paradoja, necesitamos estar solos para conocernos y encontrar significados en nuestras vidas, pero también necesitamos de los demás para establecer vínculos humanos solidarios, de sinceridad y amor.

El ser humano busca un sentido de significado, propósito y trascendencia. La persona dentro de su condición humana se pregunta ¿quién es?, ¿qué está haciendo de su vida?, ¿qué significa el que esté en el mundo?, ¿su vida tiene algún propósito?

Este tipo de preguntas generalmente son las mismas para todos los seres humanos, pero las respuestas son múltiples porque son personales, únicas y cambiantes. Personales, porque cada uno debe encontrar el sentido de su propia existencia; únicas, porque cada uno tiene formas de ser y ver el mundo; cambiantes, porque lo que tiene significado en un momento dado en la vida de cada uno puede tener poco o ningún significado más adelante.

Para Frankl el sentido de la autotrascendencia radica en el hecho de que mientras el ser humano sea más capaz de trascenderse a sí mismo, de no quedarse en sí, dedicándose a una causa o a una persona que estén más allá de ella misma, llegará a ser más humano.

Es necesario que cada ser humano descubra una finalidad o misión en su vida para que pueda trascender e ir más allá de sus propias limitaciones. Estar en camino hacia la trascendencia es cuando el ser humano da de sí mismo a los demás, cuando crea, cuando recibe las riquezas de la naturaleza y del arte, cuando ama.

Psicología humanista existencial

Cuando oímos hablar de psicología en términos generales, nos podemos imaginar que es una ciencia básica, una manera única de enfocar los problemas humanos. Dentro del campo de la psicología occidental, sin embargo, existen tres grandes corrientes genéricas para aproximarnos a conocer y comprender el comportamiento del hombre: el enfoque psicoanalítico, el conductista y el humanista-existencial, aunque en la actualidad ya se habla de una cuarta corriente que es la psicología transpersonal.

Cada uno de estos enfoques implica una concepción del ser humano y una metodología de trabajo con técnicas, propósitos y objetivos específicos. Dada la naturaleza y los objetivos de este trabajo, me referiré únicamente al enfoque de la psicología humanista existencial.

La psicología humanista existencial "surge como una respuesta hipotética a las inquietudes del hombre contemporáneo a través de distintas posturas y métodos de investigación.

La empiezan a formular un grupo de psicólogos norteamericanos a partir de la época de los cincuenta, teniendo sus orígenes inmediatos en la filosofía existencial europea de la postguerra y basándose en las más antiguas hipótesis filosóficas de la civilización occidental acerca de la persona humana".[80] El humanismo se relaciona con el existencialismo fundamentalmente en sus conceptos filosóficos y antropológicos, en su visión del ser humano y en los cuestionamientos que ambas disciplinas se plantean.

Una definición acerca de lo que es la psicología humanista no existe como tal. Es más una orientación y enfoque hacia diferentes temas que abarcan distintos modelos, métodos y teorías que un sistema de técnicas, leyes o principios utilizados para influenciar a los individuos. Los autores representativos de este enfoque no pertenecen a una determinada escuela ideológica o científica. Lo que tienen en común es su preocupación en torno a la condición humana, al ser humano y a sus potencialidades.

En el número correspondiente a agosto de 1963 de la revista de la Asociación Americana de Psicología Humanista se define la filosofía básica de la revista en los siguientes términos:

"El enfoque humanista es fundamentalmente una orientación hacia la totalidad de la psicología más que hacia una rama o escuela específica. Se fundamenta en el respeto por la valoración de las personas, respeto por los distintos enfoques, apertura hacia métodos aceptables e interés en la exploración de nuevos aspectos de la conducta humana. Como 'tercera fuerza' de la psicología contemporánea, ésta se ocupa de temas

---

80 Lafarga Corona, Juan y José Gómez del Campo (comps.), *Desarrollo del potencial humano. Aportaciones de una psicología humanista*, vol. I, Trillas, México, 1978, p. 5.

que tienen poca relevancia en las teorías y sistemas existentes, ejem.: amor, creatividad, desarrollo, organismo, gratificación de necesidades básicas, autoactualización, valores superiores, ser, espontaneidad, autonomía, responsabilidad, significado, experiencias trascendentales, experiencias cumbre, valor, así como de conceptos relacionados".[81]

Entre los autores más representativos de este enfoque se encuentran Gordon Allport, Carl Rogers, Abraham Maslow, Alan Watts, Sidney Jourard, Clark E. Moustakas, Rollo May, Victor Frankl y Martin Bubber, entre otros.

Con base en los enunciados anteriores, el propósito central de la psicología humanista parecía consistir en volver a poner al hombre concreto en el centro de la psicología, que se había vuelto cada vez más científica, fría y deshumanizada.

Concepto de la naturaleza del ser humano

Como ya mencioné anteriormente, el enfoque humanista se centra en la condición humana. Es una actitud que acentúa la comprensión de las personas y sus cualidades humanas. "Ve a los seres humanos como criaturas valiosas que combinan componentes físicos, emocionales, intelectuales, interpersonales, sociales y espirituales como seres unificados e integrados en sus procesos de ser personas".[82] Su concepción de la naturaleza humana es optimista y esperanzadora. Considera el núcleo de la personalidad como básicamente bueno, útil, competente, amable, significativo y productivo. Quienes se ubican en esta

81 González, Ana María, *Colisión de paradigmas. hacia una psicología de la conciencia unitaria*, Universidad Iberoamericana, México, pp. 11-12.
82 Peretz Elkins, Dov, *Teaching people to love themselves*, Rochester, Growth Associates, Nueva York, 1978, p. 9.

corriente de pensamiento están convencidos de que la persona tiene la capacidad para expandirse, enriquecerse, desarrollarse y realizarse para llegar a ser todo aquello de lo que es capaz. Los presupuestos de los que parte la psicología humanista pretenden unificar la complejidad de lo que es el ser humano como totalidad, considerando las limitaciones que esto implica en relación a una metodología de investigación. Sin embargo, los diferentes autores que se han ocupado de definir lo que es una personalidad sana, coinciden en la finalidad de crear "una ciencia al servicio de la promoción, el bienestar y el crecimiento del ser humano individual y socialmente considerado."[83]

Principios básicos

Algunos de los principios para acercarse a saber quién es el ser humano son:

- *El ser humano es único.* No existen dos personas exactamente iguales. Cada persona es singular y esta singularidad la hace diferente a los demás. Cuando queremos a alguien es porque tiene peculiaridades propias que lo hacen ser de cierta manera y es esa especial forma de ser la que nos aporta y enriquece.
- *El ser humano es irrepetible.* Nadie ha sido antes, ni será después lo que es este ser humano único e inserto en el mundo a través de su existencia. Cada persona está compuesta por un conjunto de atributos diversos que la hacen irrepetible tanto en su espacio como en su tiempo y, por lo mismo, no es un molde que pueda ser producido en serie.
- *El ser humano es irreemplazable.* Nadie puede ser reemplazado por otro. Se puede sustituir a un ser humano en cuanto

---

83   Lafarga Corona, Juan, Gómez del Campo, José. *op. cit.,* p.6

a su funcionalidad, pero no en su ser único. Nadie sino él puede cumplir con su misión o destino; nadie puede hacer su tarea en la forma en que sólo él es capaz.

- *El ser humano vive a partir de su realidad subjetiva.* Interpreta su realidad y crea sus valores y verdades a partir de su subjetividad. La realidad como tal no existe en tanto no haya un sujeto que la perciba y su percepción está influida por sus experiencias, sus emociones y sus creencias.

  Para entender una conducta (manifestación externa) es necesario tomar en cuenta la situación hacia la que está dirigida (circunstancia), así como las intenciones que la dirigen (manifestación interna) y estas últimas son las respuestas subjetivas compuestas de matices y elementos muy personales que sólo la persona conoce y que los demás no ven. Por esto no se puede separar a la persona del objeto ni de la situación específica, ya que constituyen una unidad.

- *El ser humano merece respeto.* Si la persona acepta que su realidad y su percepción del mundo están creadas desde su subjetividad, tiene que conferirle al otro un respeto por su forma de ver el mundo, ya que al no existir una verdad universal o única, su verdad y sus valores son tan válidos como los propios.

- *El ser humano es una totalidad.* El ser humano es una totalidad siempre más importante que la suma o el agregado de sus partes. Cada persona tiene su propia manera de experimentar el tiempo, el espacio, la comunicación, su manera específica de relacionarse y todo ello debe entenderse en relación con la totalidad de sus experiencias, o sea de su mundo interno.

- *El ser humano está constituido por un sí mismo (self).* Este sí mismo *(self)* como lo definiera Carl Rogers, núcleo de identidad personal, yo profundo (Gutiérrez Sáenz, 1979), *proprium* (Allport, 1961) se refiere a todo aquello que pertenece a cada persona, lo que es único en ella, lo más íntimo y profundo que cada persona es. No es algo que la persona tenga en sentido de posesión, sino que es algo que la persona es.

La identidad de una persona está constituida por diferentes aspectos que vienen siendo como capas que rodean un centro que es lo más profundo, en donde se encuentra el sí mismo. Muchas veces estos aspectos pueden confundirse con el yo profundo. Cuando las personas se identifican con su cuerpo, status, ideas, valores o creencias sin tocar su sí mismo, se quedan en la periferia de su identidad porque centran su seguridad en lo externo y cuando aquellos se acaban o se pierden, si no tienen un sentido de identidad fuerte, las personas se sienten perdidas e, incluso, pueden llegar a desquiciarse.

Tener conciencia de este *self* es saber que, pese a lo periférico, hay un núcleo personal en nosotros que es permanente, consistente, perdurable y que es el punto de apoyo a partir del cual todo lo demás se puede convertir en cambiable, el punto de referencia al cual podemos recurrir para mejorar.

Fortalecer esta conciencia de sí mismo favorece el que se puedan afrontar y resistir de una manera más fácil las crisis y las situaciones cambiantes de la vida.

- *El ser humano es un ser en relación.* La persona tiene necesidad de salir de sí misma y relacionarse con otros seres humanos, con la naturaleza, con su propia espiritualidad. Para trascender su soledad y aislamiento necesita crear vínculos y encontrar un sentido de relación que la lleve a sentirse significativa en la vida de otro, de los demás y, a su vez, dar cabida en su mundo a la presencia de los otros.

En la sociedad en que vivimos se crean muchas relaciones superficiales e impersonales de competencia y poder. Para poder rescatar "rostros de la multitud", la persona necesita establecer relaciones auténticas y profundas en las que se pueda sentir aceptada, respetada, no enjuiciada, utilizada o manipulada, para que a través del diálogo se puedan dar encuentros humanos, no de egoísmo a egoísmo, sino de persona a persona.

- *El ser humano tiene una tendencia a la autorrealización.* Así como la persona nace con una tendencia natural para su desarrollo físico, siempre y cuando se le provea de condiciones y alimento para su crecimiento, de igual forma nace con un potencial natural hacia su crecimiento psicológico siempre y cuando se den condiciones favorables que no obstaculicen dicho crecimiento. Esta tendencia natural hacia su crecimiento es lo que Abraham Maslow denomina autorrealización y significa el proceso por el cual la persona llega a ser lo que realmente es.

- *El ser humano tiene una tendencia natural hacia la trascendencia.* "La trascendencia es un fenómeno intrínsecamente humano, no es la actividad humana lo que da un sentido a la vida, sino lo que uno mismo pone de sí en esa actividad".[84]

Victor Frankl comenta en uno de sus escritos que no importa tanto si nos preguntamos qué esperamos de la vida, sino que más bien nos tendríamos que preguntar qué es lo que la vida espera de nosotros. Diariamente la vida

---

84 González, Ana María, *op. cit.*, p. 26.

nos interroga acerca de si nuestro actuar es congruente con lo que pensamos, sentimos y decimos; si estamos haciendo lo suficiente para ser mejores; si jerarquizamos lo que es realmente importante de lo que no lo es; si estamos viviendo con un sentido.

Desarrollo humano

Existen personas satisfechas de sí mismas, aceptantes, tolerantes, que hacen sentir bien a los demás, que aman y son capaces de dar y recibir amor, que se preocupan por los otros, sinceras consigo mismas y con los que tienen contacto, que se sienten libres, no presionadas en sus relaciones y no juzgan ni etiquetan, mantienen madurez emocional, son creativas, transmiten alegría vital, son espontáneas, guardan un sentido de trascendencia y se viven en proceso de crecimiento. Cualquier persona que se relaciona con ellas se siente aceptada, respetada, tomada en cuenta; en pocas palabras, se siente tratada como un ser humano. Éstas son personas sanas, desarrolladas, maduras desde el punto de vista del desarrollo humano.

Las mismas palabras "desarrollo humano" tienen un significado propio que se refiere al desarrollo general del hombre. Ya como disciplina, el desarrollo humano tiene una estructura, un contexto, un programa encaminado a capacitar profesionistas en el desarrollo de habilidades específicas para facilitar el crecimiento de las personas a partir de la toma de conciencia, exploración y conocimiento de sí mismas, con el fin de que lleguen a realizar sus capacidades y potencialidades de una manera vital y responsable acentuando el respeto, aceptación y valoración hacia ellas mismas y hacia los demás.

Desarrollo humano puede entenderse, así, como una disciplina inserta en la psicología humanista, enfocada a trabajar áreas que favorezcan la mayor realización humana de las personas en sus dimensiones biológica, intelectual, afectiva, social y espiritual, tanto a nivel individual como grupal.

Su concepción acerca de la naturaleza del ser humano es que toda persona, desde que nace, tiene un potencial para desarrollarlo, referido no sólo a sus habilidades o capacidades intelectuales o emocionales, sino a todas las posibilidades que tiene para funcionar de manera óptima.

Desde la perspectiva de la filosofía existencial y de la psicología humanista, el desarrollo humano toma básicamente algunos temas que están presentes como valores dentro de estas disciplinas. Los valores y temas que rescata del existencialismo son, principalmente, la conciencia, la libertad, la responsabilidad, la soledad, el encuentro con los demás, la trascendencia y la muerte. A su vez, rescata de la psicología humanista el valor de la persona humana como un ser único, valioso e irrepetible, constituido por un sí mismo (self), así como el valor acerca de que las posibilidades y capacidades que cada persona tiene para cambiar, crecer y desarrollarse están en ella, y que únicamente necesita tener la motivación, el clima, la facilitación adecuada para que aquéllas surjan y se desplieguen.

Para que las posibilidades de crecimiento se den y se realicen es necesario que exista un ambiente propicio que le brinde ciertas condiciones esenciales. Carl Rogers, psicólogo norteamericano generador y promotor del enfoque centrado en la persona, una de las corrientes terapéuticas y educativas más importantes de la psicología humanista, sostiene que el logro de la terapia se basa, ante todo, en la calidad de la relación personal a partir de la sinceridad del terapeuta. Es el primer requisito para eliminar una situación de estancamiento y llegar a un cambio. Así mismo, pone énfasis en trabajar con el presente.

Rogers descubrió que el terapeuta podía ser más útil si se proporcionaba un ambiente de aceptación, de calidez y confianza para que la persona expresara sus emociones, y fijó las condiciones necesarias para establecer la relación terapéutica. Una de estas condiciones es que el terapeuta manifieste tres actitudes básicas e indispensables que son: congruencia, aceptación incondicional y empatía. La otra condición es que el paciente pueda percibir estas tres actitudes.

La actitud de la congruencia es la capacidad de ser auténtico en la relación, de ser sincero consigo mismo y revisar lo que le sucede emocionalmente a través de lo que la otra persona le está transmitiendo y de actuar de acuerdo con ello.

La actitud de la aceptación incondicionada es la capacidad de estar con el otro y aceptarlo por lo que es en tanto persona, no por lo que represente o tenga, sino porque esa persona es única y valiosa como ser humano.

La actitud de la empatía es la capacidad de poder entrar en el mundo interno de la otra persona y responder desde sus propios marcos de referencia a lo que le está sucediendo, captando sus contenidos emocionales y cognitivos.

Estas actitudes pueden darse no sólo en un contexto terapéutico, sino también en cualquier ambiente y en cualquier persona de manera natural.

Algo importante en desarrollo humano es valorar la experiencia, los sentimientos y el mundo interno de la persona. Una de sus propuestas es que para poder crecer, la persona necesita estar abierta a la experiencia, esto es "aceptar los hechos tal como son".[85] Cuando la persona se va volviendo más consciente de sus sentimientos, necesidades y actitudes, se siente menos amenazada porque no está a la defensiva y tampoco distorsiona la realidad de los hechos ni los ajusta a sus propias expectativas. Experimenta de una manera más intensa tanto los sentimientos de alegría y disfrute como los sentimientos tristes y dolorosos. En la medida en que la persona rehúye a tocar su sufrimiento, se cierra también a la posibilidad de tocar su alegría, porque el organismo funciona de manera natural, como un todo integral que abarca tanto los aspectos positivos como los negativos.

Estar abierto es centrarse en el presente. Es aquí donde la experiencia de la persona cobra sentido, porque no está aferrada al pasado, lamentándose de lo que pudiera haber hecho o dicho, ni angustiándose por el futuro porque sabe que ignora lo que puede suceder. Es en el presente donde se aprovecha la experiencia del pasado y en donde se puede planear, preparar y enriquecer el futuro. Vivir abierto a la experiencia es estar abierto a su presente porque es lo único que puede manejar, y es también atreverse a vivir con una actitud aceptante y realista hacia los demás y hacia situaciones nuevas o inesperadas.

✧

Otra propuesta de desarrollo humano es que cuando la persona tiene más oportunidad de sentirse persona con sentido de vida, puede ver que su actuar incide en el actuar de los demás, ya que en esta medida, el desarrollo humano confronta a la persona, la cuestiona frente a su libertad y responsabilidad y la hace consciente de la dinámica de su propia vida. Es en esa medida que

85   Rogers, Carl R., *El proceso de convertirse en persona. Mi técnica terapéutica*, Editorial Paidós, Buenos Aires, 1961, p. 110.

la sacude para que deje de ser un ser pasivo respecto de su contexto y se convierta en un ser activo, en un agente de cambio de sí misma y de su entorno.

Ante este contacto con su entorno, la persona genera una conciencia social, ya que el crecimiento nunca se da en aislamiento; el desarrollo personal se alcanza mediante la interacción humana. La persona no sólo se compromete y responsabiliza consigo misma, sino también se compromete con su entorno familiar, laboral, social y comunitario. Cuando a través de sus actitudes logre crear un ambiente de confianza, abierto y receptivo, en el cual las personas con las que se interrelaciona puedan expresar sus ideas y sentimientos, hará que ella misma sea un agente favorecedor y pueda convertirse en promotora del desarrollo y crecimiento de los demás.

Aun cuando el desarrollo humano considera que todo ser humano tiene potencialidades que lo pueden llevar a la autorrealización, a la posibilidad de desarrollar en concreto valores de logro, de justicia, verdad, belleza, etc., no todos tienen las posibilidades de realizarlos. Algunos llevan esto a cabo y otros no, porque implica un esfuerzo que cada día la persona opta por conquistar y desarrollar estas potencialidades.

La autorrealización se refiere al esfuerzo y la intención del ser humano de estar situado en su propia realidad para llegar a ser el que puede ser a partir de lo que se tiene con posibilidades, fuerza, capacidades y recursos. Representa el deseo de enfrentar sus situaciones de vida con aceptación hacia las condiciones que sean y hacia su naturaleza humana hasta trascender.

El desarrollo humano propone, además, que aun en situaciones sumamente adversas, como puede ser un divorcio, la vejez, una enfermedad crónica o la muerte, que no está en manos de la persona evitarlas o modificarlas, existe un rayo de luz por el que se puede salir, a través de una actitud con la que va a enfrentar esa situación adversa.

Recordemos que si la persona está en un ambiente favorecedor que promueva el desarrollo de sus potencialidades puede crecer y hacer cambios. Con base en estos cambios puede influir en el medio ambiente que le rodea y, dentro de limitaciones que pudieran parecer adversas, tiene posibilidades de trascender si opta por valores de actitud que permitan transformar su situación de dolor en una oportunidad de recuperación, de amor para sí misma y los demás.

Con todo lo expuesto y particularmente por esto último, es claro que el enfoque humanista existencial, y en especial el desarrollo humano, nos puede ofrecer elementos muy útiles para aplicar en el caso de quienes padecen la enfermedad de Alzheimer y en el de sus familiares, en la educación, en la vida diaria o para aquellos casos de sufrimiento inevitable. Saber que estos elementos están a nuestro alcance, que los podemos aprender y a su vez transmitir, hace que podamos tener una vida con mayor sentido.

CAPÍTULO 5

Aplicaciones del enfoque humanista existencial

DEL PACIENTE Y LA FAMILIA

La enfermedad afecta a seres humanos: al paciente, a los familiares y a las personas significativas que lo rodean. Estas propuestas del enfoque humanista existencial nos pueden ayudar a aproximarnos para dar una respuesta confortadora a estas personas; en concreto, a ver al paciente de una forma humana; a que los familiares aprendan también de manera humana; a partir de la congruencia; que es válido enojarse, impacientarse, exasperarse y poner distancia; que cuidar de un enfermo no significa que sus vidas se acaben, sino que también es válido que sus vidas continúen con espacios de diversión, recreación, disfrute, para que desde aquí recuperen fuerza y regresen a cuidar.

Cuidando el cuidado

Aspectos teóricos

Al hablar del cuidado es necesario enfatizar las necesidades tanto del familiar o cuidador primario como las de la persona enferma; sobre todo en esta última, en los factores subjetivos y psicosociales asociados con el proceso demencial.

El doctor Tom Kitwood, quien fuera director del Grupo de Investigación de Demencia de la Universidad de Bradford, Inglaterra, hizo interesantes estudios en torno a estos aspectos. Estableció que no sólo el daño neurológico contribuye al deterioro de la persona, sino que también el ambiente psicosocial es en extremo importante, ya que si no se otorga un cuidado centrado en la persona, tomando en cuenta su necesidad de ser comprendida, valorada, respetada, estimulada y ratificada a través de la ayuda y presencia de otros, el deterioro es mayor.

Padecer una enfermedad como Alzheimer o cualquier otra demencia es una experiencia aterradora y solitaria. Perder una vida llena de significados en la cual se van desvaneciendo las acciones positivas..., las relaciones queridas..., los recuerdos que han dado soporte y fuerza para enfrentar situaciones adversas..., o pasar de un estado de responsabilidad de los propios actos, del reconocimiento de las propias capacidades y del control de la propia vida a un estado donde no se tiene la seguridad de nada..., donde se está bajo la supervisión, guía y cuidado de otros. Perder la noción de quién es uno, debe ser una experiencia de gran soledad y desesperanza.

Desde nuestra realidad de personas que no tenemos esta enfermedad, no sabemos lo que es estar severamente demenciados y nunca podremos comprender la experiencia de una demencia. Pero podemos imaginar y fantasear cómo sería perder nuestra memoria, imaginar cuáles serían los hechos, cómo sería nuestro mundo, qué necesitaríamos de los demás.

Supongamos que de repente uno no sabe donde está. Algunas evidencias muestran algo que parece familiar pero por más esfuerzos que hacemos, no reconocemos el lugar. Quisiéramos pedir ayuda pero no sabemos a quién acudir, ni siquiera sabemos decir quién es uno. A veces sentimos frío o calor, no sabemos si es invierno u otoño, de mañana o de tarde, y quisiéramos pedir que nos tapen o nos quiten cobijas pero no sabemos cómo hacernos entender.

Otras veces distinguimos caras familiares pero, a medida que se acercan, éstas se desvanecen y nos enfrentamos con alguien que no identificamos aunque internamente podamos intuir que es alguien querido.

Cualquier cosa que intentemos se vuelve confusa; no sabemos para qué es un tenedor, cómo se abrocha una prenda de vestir o cómo utilizar una regadera, e inmediatamente olvidamos lo que estamos tratando de hacer o nuestro cuerpo ya no responde a sus funciones y nos invade una sensación de torpeza y estupidez.

Muchas veces no podemos entender lo que los demás están diciendo, aunque ocasionalmente pesquemos fragmentos de conversación y tengamos la impresión de que están hablando de uno, ya sea como queja o preocupación, o si estamos en un lugar donde haya detergentes líquidos o champús, puede ser que los bebamos porque no sabemos distinguir si son tóxicos o bebidas refrescantes... o sea, estaríamos en un mundo difícil de entender.

¿Cómo sería nuestro mundo?

Quizás muy dentro de nosotros nos sintamos extraños... confundidos... angustiados... a veces tristes, otras contentos; sin embargo, intuimos que las cosas no van bien y no sabemos cuál es el motivo. Y quisiéramos hablar con alguien pero encontramos que queremos expresarnos con ideas que no vienen a nuestra mente, o con palabras que no acuden a nuestros labios, lo único que podemos articular son palabras aisladas que nadie a nuestro alrededor entiende.

En ocasiones, quizás nos sentimos aburridos y estamos muy inquietos. Nos desplazamos de un lugar a otro en un incesante caminar porque no sabemos qué hacer, y los que están a nuestro lado caminan junto con nosotros porque no se les ocurre cómo distraernos. Y nos daría mucho miedo quedarnos solos porque no sabríamos a dónde ir, o nos sentiríamos abandonados.

Nos desconcertaría que a veces, los demás nos trataran con negligencia, insignificancia o indiferencia y en este supuesto, posiblemente surgiría la sombra de duda sobre si aún seguiríamos siendo personas... seres humanos.

¿Qué necesitaríamos?

Nuestras necesidades serían las mismas que antes. Necesitaríamos sentir que estamos en un ambiente seguro y ordenado porque nuestros olvidos nos hacen sentir ansiosos e inseguros; necesitaríamos experimentar que todavía podemos ser útiles aunque lo que hiciéramos fuera de manera torpe y lenta y quisiéramos que quienes nos rodearan fueran amables, tolerantes, bondadosos y que no nos regañaran, criticaran o se impacientaran; necesitaríamos compañía pero de manera más intensa, porque nuestras incapacidades nos hacen sentir más solos; necesitaríamos de contactos cálidos y afectuosos porque nuestra incomprensión para entender los contenidos verbales hace que sea muy importante una caricia, que nos tomen de la mano o un abrazo que nos haga sentir que somos dignos de amor; que todavía les importamos y que nunca nos dejarán de querer porque quisiéramos permanecer en todos sentidos como figuras significativas, dignas de amor y respeto, y que nos incluyeran y nos dieran tiempo para estar con nosotros, rodeados de atenciones y cariño como antes nos prodigaban.[86]

Este cuadro nos dice un poco acerca de cómo puede ser el mundo de alguien que está perdiendo su memoria y capacidades, y cada quien, a partir de la propia historia que construya, podrá percibir qué tipo de apoyos y cuidados necesitaría.

---

86 Comentarios elaborados de acuerdo con la idea original aparecida en Kitwood, Tom y Kathleen Bredin, *Person to Person A Guide to the Care of those with Failing Mental Powers*, The Bradford Dementia Research Group Interdisciplinary Human Studies Departament, Universidad de Bradford.

Al utilizar nuestra creatividad e imaginación, podemos convertirlos en recursos valiosos para comprender a las personas con la enfermedad de Alzheimer o cualquier otra demencia y desde aquí, otorgar un mejor cuidado. La experiencia de *cuidar el cuidado* requiere de crear ambientes no sólo a nivel práctico, sino de conformar entornos para satisfacer las necesidades físicas, emocionales, recreativas y espirituales para la persona enferma. Requiere de establecer un equilibrio entre lo que el paciente necesita y lo que los cuidadores, ya sean familiares, cuidadores pagados, profesionales o amigos, estén dispuestos y sean capaces de dar. Estar dispuesto es reconocer y aceptar los costos personales de dar tiempo, energía y cariño a la persona enferma.

El propósito de este capítulo es presentar lineamientos para una mejor y mayor comprensión del cuidado de personas con demencia, considerando algunas ideas para superar los obstáculos que entorpecen un acercamiento de mejor calidad.

De los cuidadores

La persona que está más involucrada en el cuidado y atención del paciente es el cuidador. Generalmente suele ser un familiar cercano. También puede que sea un amigo, vecino, pariente lejano o un prestador de servicios, ya sea profesional o no, que recibe una retribución económica. Cualquiera que sea la relación, dar cuidado significa estar al pendiente de las necesidades de la persona enferma.

Cuidadores pagados

Muchas veces se reconoce la experiencia de cuidado de los familiares que es en sí muy valiosa, pero en el caso de los cuidadores pagados algunas veces no son reconocidos y valorados, aunque su esfuerzo y su experiencia también son valiosos.

Los doctores Kitwood y Bredin, refiriéndose al trabajo de estos cuidadores, comentan que, al dedicarse a otorgar cuidado como un trabajo remunerativo, un gran problema al que se enfrentan es que realmente muy pocas personas entienden lo que hacen. Existe una visión ignorante que hace pensar que no producen nada; de esta manera, su trabajo es poco valioso. Las personas pueden no apreciar lo que el hecho de cuidar significa, porque a menudo tienen prejuicios contra los que están demenciados, especialmente si también son ancianos. Esta actitud, la aprehensión hacia el paciente demenciado, hace que devalúen el sentido del trabajo del cuidador.

En el caso de los familiares que no sean cuidadores directos, es importante que entiendan a la persona que cuidan, porque preocuparse de manera genuina y humana por la atención del paciente hace que la vida de éste sea significativa. Como la historia personal del paciente se convierte en parte de la vida del cuidador, también repercute de manera importante en ella. Reconocerle la dignidad y el esfuerzo de su trabajo, no sólo a nivel económico sino también a nivel humano, hará que la vida del cuidador pagado cobre un mayor sentido.

También existen cuidadores pagados que no se preocupan por dar una atención de calidad a la persona enferma. Tal vez en sus historias personales nadie se preocupó por ellos y carecieron de atención y cuidado... o quizás crean que mantener al paciente limpio, alimentado y darle ayuda en aspectos prácticos es una manera de cumplir con su trabajo. O pudiera ser que por no saber hacer otro tipo de trabajo... alguien les dijo que ponerse un uniforme blanco era suficiente para ser "cuidador". Brindarles apoyo, información, orientación y comprensión puede rescatar buenas actitudes e intenciones.

Asimismo, es necesario tener cuidado y supervisión con las personas que, con ponerse un uniforme, crean que ya lo lograron, o con aquellos miembros de la familia que cuidan cuando la relación familiar ha sido difícil previamente a la enfermedad, porque cuando no se tiene una mística de servicio, en ambos casos, se puede prestar a tener poder, a abusar de la confianza que se les deposita y a maltratar, castigar o dañar físicamente al paciente, ejerciendo violencia psicológica, ya sea a través de amenazas o de mantenerlo aislado de los demás.

En la práctica se distingue como cuidadores pagados a las personas que pasan turnos completos para cuidar de manera directa al paciente.

También existen asesores profesionales capacitados en conocimientos especializados acerca de la enfermedad, de la situación que enfrentan los familiares y del apoyo terapéutico que se le puede brindar al paciente.

Estos profesionales ejercen un medio de enlace para mejorar la calidad del cuidado del paciente. A través de visitas periódicas a domicilio pueden representar un apoyo para la familia, para supervisar e instruir a los cuidadores fijos, para conciliar las situaciones que los familiares están viviendo ante sus propias cargas emocionales y los cambios que está sufriendo el paciente, y para que, cuando sea posible, el paciente reciba regularmente una atención personalizada de estimulación, ayuda emocional y entretenimiento.

Para los familiares significa contar con alguien seguro y confiable. En este caso, seguro significa que no se alejará de ellos o del paciente ante un estado de confusión o conflicto emocional, y confiable, que no elaborará juicios, evaluaciones o críticas acerca de las expresiones de ira, resentimiento o maldición que manifiesten los familiares, manteniendo discreción y respeto a lo que acontezca y a la confidencialidad respecto de lo que le exprese cada miembro de la familia en lo particular.

Cuidado a distancia

En el caso de los hijos que no vivan en la misma localidad donde vive el paciente o de algunos familiares que estén en las mismas circunstancias, es posible y conveniente también involucrarse en el cuidado, ya que se puede adoptar un papel muy activo a distancia. Algunas formas para hacerlo son: mandar dinero para los gastos si se está en posibilidades de hacerlo; comunicarse con frecuencia para saber cómo están; mandarle cartas al paciente para que se las lean; respetar las decisiones que se tomen en su ausencia. Cuando sea necesario, visitar al paciente para hacérsele presente, para que el cuidador familiar pueda descansar, para darse cuenta de lo que representa vivir con el paciente.

Muchas veces, la presencia de personas distintas en la vida diaria del paciente puede causar un efecto positivo en éste, y durante ese tiempo puede no mostrar conductas problemáticas. Para el que viene de fuera, es importante entender este cambio y confiar en que no son exagerados los reportes que le exprese el cuidador directo. Para evitar conflictos y malos entendidos es recomendable permanecer más tiempo con el paciente, informarse con el médico que le atiende, asistir a un grupo de apoyo y leer acerca de la enfermedad.

A su vez, el cuidador primario mantendrá informado al familiar ausente y le hará saber cuáles son las necesidades, tanto del paciente como las propias. Mantener una buena comunicación, arreglar conflictos y resentimientos, si es que existen, y ofrecer el apoyo que pueda proporcionar el familiar distante, ayudará a asegurar una mejor calidad de cuidado para el paciente.

¿Qué se necesita para otorgar un cuidado de calidad?

Dar cuidado de calidad requiere de personas que tengan conocimientos, actitudes y habilidades especiales.

Conocimientos

Es estar informados acerca de la naturaleza de la enfermedad, así como de los síntomas, cambios y conductas problemáticas que presentan los pacientes. Es, también, mantener una motivación constante hacia un aprendizaje de cuidados para los enfermos en términos generales; de la personalidad e historia particular de la persona que tienen a su cuidado; de la información que pudieran obtener en programas de televisión, radio, periódicos, revistas, cursos; de la conveniencia de acudir a grupos de apoyo para intercambiar experiencias, oír y hacerse oír en los testimonios de las personas que comparten la misma situación, o de lecturas de autoayuda para mejorar su comunicación.

Actitudes

Son maneras de enfrentar la vida, de cómo los seres humanos se relacionan con el mundo y con las personas que los rodean, así como la forma en que reaccionan ante ellos. Entre otras podemos citar:

- **Responsabilidad**: Capacidad de responder. Requiere de interés, esfuerzo y creatividad para que el resultado sea una respuesta favorable a la situación, tanto del paciente como de su entorno.
- **Flexibilidad**: Capacidad para adaptarse a situaciones nuevas y cambiantes que no impliquen perjuicio de su integridad y que se sientan aceptantes no sólo con las diferencias de los demás, sino también con las propias.
- **Entusiasmo**: Para motivar, persuadir y apoyar al paciente a que haga cosas por sí mismo o para realizar actividades en conjunto.
- **Alegría**: Para transmitir sentido del humor.
- **Respeto**: Para reconocer la calidad humana del paciente y valorarlo por ser quien es.
- **Convicción**: De que vale la pena hacerlo.
- **Amor a uno mismo**.

Habilidades prácticas

Son capacidades que requieren de motivación, esfuerzo, introspección y aprendizaje para convertirlas en actitudes y herramientas prácticas. Algunas pueden ser:

- **Paciencia**: Capacidad para soportar las conductas impredecibles y repetitivas del paciente.
- **Tranquilidad**: Ausencia de ansiedad para relacionarse y empatizar (ponerse en lugar de) con el paciente y con la familia cuando sea conveniente, proporcionando ayuda para el análisis, interpretación y comprensión de las conductas del paciente.

- **Tacto**: Como delicadeza y comprensión en el trato con los demás.
- **Serenidad**: Para evitar ser dictatorial y no perder equilibrio ante situaciones catastróficas.
- **Disposición**: Para entender e interpretar el lenguaje no verbal y sus efectos, tanto propios como del paciente.
- **Cordialidad**: Para tratar de manera amable a los demás sin distinción de clases o prejuicios.
- **Expresividad**: Para comunicar afecto y calidez a través del contacto físico.
- **Comunicación**: Capacidad de comunicarse de una manera verbal y no verbal.

Saber que los conocimientos, las actitudes y las habilidades prácticas se retroalimentan mutuamente, que todas están conectadas entre sí, es poder empezar por cualquiera de ellos y algo cambiará.

Este esfuerzo por conocer más acerca de la enfermedad de la persona y de sí mismos como cuidadores, por mejorar, por aprender nuevas habilidades y cambiar sus actitudes, hará que la calidad del cuidado contribuya de manera significativa a la calidad de la vida de todos.

Para las personas que cuidan: es importante identificar y sobreponerse a las falsas creencias y miedos en torno a la demencia para poder enfrentar el reto cotidiano de vivir con una víctima de la enfermedad... La idea estereotipada de que las víctimas pierden de la noche a la mañana la habilidad para pensar, leer, escribir, platicar, trabajar o amar, es un error trágico... las habilidades declinan (sí) a diferentes velocidades. De hecho, algunas habilidades y sentimientos se preservan por muchos años. Cuando los cambios (le) ocurren (al paciente), puede requerir que (los cuidadores) modifiquemos nuestra conducta, pero cómo cambiamos, qué decimos y hacemos puede hacer que el paciente reaccione mejor o peor.[87]

Esto último es extremadamente importante porque nuestras actitudes para estar con el paciente contribuirán a su bienestar o deterioro. Cuando lo tratamos con el respeto que se merece, nuestra manera de comunicarnos es cálida y aceptante, y nuestra disposición para estar con él es acogedora, seguramente le estamos transmitiendo el significado de que es valioso e importante y contribuimos a su bienestar. Si por el contrario, lo tratamos de una manera insensible y negligente, nuestros mensajes son fríos, indiferentes, exasperantes o humillantes y nuestra disposición es rechazante, le estamos transmitiendo que es alguien que no es digno de amor ni atención y contribuimos a su deterioro.

Si somos cuidadores pagados, nuestra relación con el paciente es fundamental para la calidad de su bienestar. Si lo logramos, también contribuimos al bienestar y salud de la familia.

De la salud física

Independientemente de otros tipos de cuidados, el más inmediato y de contacto diario es el cuidado de su cuerpo. Ya vimos dentro del existencialismo que el hecho de existir, como expresión de la esencia de la persona, es a través del cuerpo y el cuerpo es humano en cuanto a su subjetividad, a la manera concreta de ser, expresarse y comunicarse en el mundo. Cuidar de su cuerpo, metafóricamente hablando, es cuidar de su esencia, de su espíritu, de su *self*, de su ser persona, que aun cuando vemos que "la persona está ausente o que es diferente a la que

---

87 Cohen y Eisdorfer, *op. cit.*, p. 143.

una vez fue", se le sigue confiriendo un respeto a su totalidad cuerpo-mente-emoción-espíritu ya que, aunque su desintegración psicológica preceda a su desintegración biológica, su esencia de vida está contenida en ese cuerpo humano que todavía permanece vivo.

Cuidar de su cuerpo físicamente requiere de encontrar ayuda profesional adecuada para mantener una supervisión constante en su salud física. Esta supervisión consiste en mantener tratamientos médicos oportunos a nivel orgánico para:

- Controlar síntomas perturbadores que pudieran presentarse, como alucinaciones visuales o auditivas, depresión, inquietud, etcétera.

- Controlar otras enfermedades que pudieran coexistir, como afecciones cardíacas, diabetes, infecciones, enfermedad de Parkinson, etcétera.

- Vigilar deterioros que pudieran aparecer como problemas dentales, falta de visión o audición, problemas en la piel como resequedad, comezón, caspa en el cabello, cejas u oídos, formación de escaras, cuidado de sus pies para evitar callosidades, ampollas o uñas enterradas.

- Observar aspectos nutricionales, mantener una dieta rica en fibras para prevenir estreñimiento, un consumo adecuado de líquidos para disminuir el riesgo de deshidratación e infecciones urinarias, una distribución nivelada de proteínas para proteger daño renal por medicamentos, una disminución en el consumo de sal para evitar la retención de líquidos o la presión alta, y una reducción en el consumo de calorías para evitar exceso de peso o desnutrición.

A medida que la enfermedad avanza, el paciente tendrá más dificultades para dar a conocer sus necesidades, para entender lo que se le dice, y dependerá cada vez más del ambiente que lo rodea. Aunque los pacientes suelen tener muy buena salud física en términos generales, es importante estar al pendiente. Realizar periódicamente evaluaciones físicas y médicas para prevenir y tratar algún problema que se presente, será de gran ayuda para su bienestar.

Por lo anterior, los familiares, los cuidadores pagados y los profesionales tienen una gran responsabilidad de trabajar juntos, en equipo. Parte de esta responsabilidad es establecer un proceso continuo de comunicación entre éstos y el paciente. Esta última comunicación es muy importante porque frente a las pérdidas que va sufriendo el enfermo, es necesario mejorar la manera de relacionarse y comunicarse con él para poder llenar esos vacíos.

Del ambiente emocional

Uno de los síntomas más frustrantes y difíciles para la comunicación entre el paciente y el cuidador es la pérdida gradual de la capacidad para utilizar y comprender el lenguaje. Poder practicar una comunicación integral efectiva requiere desarrollar una habilidad muy especial de traductor, que implica un conocimiento del paciente, una comprensión a lo que trata de expresar y hacernos entender en lo que le queremos decir. Esta comunicación puede ser verbal y no verbal.

• Centre la atención del paciente. Trate de captar su atención mirándole de frente a los ojos, acercándosele de una manera tranquila, dulce, procurando mantener el contacto visual durante toda la conversación y situándose siempre al nivel de la posición física en que se encuentre. Si se distrae, un toque suave (para evitar asustarlo) dado en la mano o en el brazo logrará captar otra vez su atención.

- Utilice nombres en directo. Comience cada conversación identificándose e identificando a la persona. Dígale al paciente quién es usted y llámelo por su nombre, grado o título profesional. No trate de que adivine con preguntas que usted le haga como: ¿sabes quién soy? o ¿quién soy yo? porque estos cuestionamientos hacen que se sientan muy presionados.
- Hable en forma lenta, con palabras familiares y sencillas. Utilice un tono de voz calmado, que inspire confianza, ya que aun los pacientes que tienen grandes dificultades en entender palabras, pueden captar el tono de voz y fácilmente percibir si la persona les está hablando con amabilidad, dulzura, coraje o frustración.
- Emplee frases cortas y utilice nombres en vez de pronombres. "Don Manuel, es hora de comer" en vez de "Yo quiero que usted venga conmigo al comedor".
- Dé sólo una instrucción o haga una sola pregunta a la vez. Debido a la pérdida de memoria, el paciente ya no puede procesar la información ni comprender varias ideas a la vez. Déle tiempo para que entienda una idea antes de introducir otra.
- Hable con él en un ambiente libre de distracciones o de ruidos. Por ejemplo, apague la televisión o el radio para ayudar a que se centre en la conversación. Si el paciente le quiere decir algo, aliéntelo en sus esfuerzos para comunicarse o evite interrumpirlo o apresurarlo. Si cree que no lo entendió, repita la instrucción o la pregunta con las mismas palabras, y procure hacer preguntas cuya respuesta sea sí o no mediante algún gesto.
- Concientice que el paciente entiende más de lo que puede expresar. Algunas veces los familiares o cuidadores incurren en el error de hablar a otras personas en presencia del

paciente de aspectos muy personales de éste, "como si no estuviera". Hacer esto es conferirle un estado de cosa, de no persona. Por lo mismo, evite hablar enfrente de la persona enferma de temas que no quiera que escuche, porque no sabemos qué nivel de comprensión existe en ella, aunque se piense que no tiene una aparente comprensión y esto varía de un momento a otro.

- Inclúyalo en las conversaciones. Otras veces los mismos familiares o cuidadores no toman en cuenta la presencia del paciente y lo ignoran. Si el paciente está con usted mientras realiza alguna actividad, platíquele acerca de lo que está haciendo; o si están en una reunión familiar o social, inclúyalo en la conversación: "A ver, don Manuel, ¿qué le parece lo que está diciendo Jorge?" y tómelo en cuenta aunque él ya no pueda responder o mantener la conversación.

- Comunicación no verbal. Cuando el paciente ya no emite palabras con facilidad, nos queda el recurso del lenguaje no verbal, el cual es un medio más significativo y seguro en este caso. Estudios realizados en torno al lenguaje no verbal han demostrado que ciertas combinaciones de movimientos musculares de la cara están asociados universalmente con experiencias de alegría, sorpresa, miedo, enojo, tristeza y repugnancia. Esto también se aplica a las personas con demencia. Si aprende a observar mejor las expresiones faciales del paciente, adquirirá más precisión para identificar sus necesidades.

- Dese cuenta del lenguaje no verbal del paciente. Trate de encontrar pistas que indiquen lo que el paciente está tratando de comunicar. Observe su comportamiento, su expresión facial y su postura corporal. Fíjese si existen señales de desasosiego, retraimiento o enojo. Si mueve mucho las manos, eleva el tono de voz, o frunce el ceño, dígale que usted entiende que no desea platicar y que regresará más tarde. Cuando el paciente no quiere interactuar o participar no hay que forzarlo. Se puede permanecer un rato con él, en silencio, y esto le reasegura su valor como persona.

• Cultive su propia comunicación no verbal. Usted también, como cuidador, puede utilizar su propio lenguaje no verbal para hacerse entender con el paciente. Esté seguro de que sus gestos faciales y su tono de voz refuerzan lo que dice. Tome en cuenta que si lo que formula verbalmente contradice lo que indican sus gestos, el paciente se sentirá confundido y lo más probable es que tratará de responder a lo que dicen sus gestos. Recuerde que los pacientes son muy sensibles al tono emocional de los otros. Si la persona que está con ellos está tensa, apresurada, nerviosa, intolerante o irritada, aquéllos lo perciben incluso en fases avanzadas. Por lo mismo, tome conciencia de que si su estado de ánimo no está dispuesto para estar con el paciente, es mejor alejarse.

• Contacto físico, elemento primordial. Cuando en la enfermedad de Alzheimer las capacidades intelectuales y funcionales de los pacientes están tan disminuidas, el anhelo del contacto físico se hace más fuerte que nunca por la enorme necesidad de apoyo humano que requieren debido a su dependencia de los demás. De aquí que la sensación del tacto sea mágica para los pacientes con Alzheimer. Como la parte emocional es la capacidad que más permanece, transmitirles ternura y afecto a través del lenguaje no verbal y del contacto físico son expresiones que de manera directa llegan mejor que las palabras al cerebro dañado. Este tipo de comunicación lo perciben, lo sienten y hace que les evite sentimientos de rechazo, aislamiento e inseguridad; les crean confianza, consuelo y aceptación y les permite saber que alguien se preocupa por ellos, sobre todo cuando están emocionalmente alterados. Si bien los pacientes son adultos que no deben ser tratados de manera infantil, darles la mano, acariciarlos, frotarles suavemente las mejillas o los brazos, sostener apaciblemente sus manos en las nuestras, abrazarlos, besarlos, todas estas expresiones transmiten el mensaje de: "me importas", "me gustas", "disfruto estar contigo", "gracias".

- Tacto con el contacto. Cabe aclarar que si las demostraciones de afecto por parte del cuidador no son espontáneas y naturales y los hace sentirse incómodos, no se obliguen a hacerlo, pues los pacientes captan el afecto fingido y los confunde. También puede suceder que el paciente perciba las muestras de afecto como una invasión a su privacía. O quizás lo inquiete, o no le guste y se niegue a recibirlas. Es importante distinguir las interpretaciones culturales y respetar este derecho, no forzándolo. En ambos casos, es recomendable tener tacto con el contacto.

- El contacto físico es un aprendizaje. Dentro de nuestra sociedad aprendemos a no tocarnos, pero también podemos aprender a tocar. Una de las maneras de aprender a tocar es correr el riesgo e iniciar con acercamientos leves. Hacer que permanezca nuestra mano en la mano del otro, darle una palmadita en el hombro, rodearlo por los hombros con nuestro brazo o rozar apenas su barbilla son expresiones que comunican un sentimiento de solidaridad, que aumentan la proximidad de nuestra presencia para él. Es conferirle seguridad realzando la presencia mutua, que permite salir de la propia individualidad y abrirse a la de la otra persona. Hacerlo con precaución e irlo aprendiendo puede ser un buen camino para empezar y convertirlo en uno de los elementos muy importantes para cuidar el cuidado. Otras sugerencias que contribuyen al bienestar del paciente son:

- Cumpla lo que le promete. Procure hacer promesas que pueda cumplir. No le dé al paciente falsas esperanzas ni ofrecimientos que no pueda llevar a cabo. Si se le olvida algo o falla en lo que le prometió, reconózcalo ante él. La aceptación de su propia equivocación ayuda a que el paciente acepte las de él.

- Preserve la autonomía del paciente. Si bien la persona enferma gradualmente llega a ser menos competente, el reto para los cuidadores es reconocerle las capacidades que todavía permanecen e involucrarlo en su propio cuidado hasta donde sea posible. Una manera de involucrar, apoyar, alentar es permitir que el paciente haga todo lo que pueda por él mismo, haciendo actividades *con* él y no *por* él, aún cuando sean hechas en forma lenta y torpe. Es asumir una actitud de "permítame ayudarle en esto" en vez de "déjeme hacer esto por usted". Hacer cosas por él cuando todavía puede hacerlas por él mismo es crear una dependencia innecesaria y fuera de tiempo que no le favorece. Estimular su independencia permitirá satisfacer su necesidad de dominio, realizando actividades que todavía están dentro de su alcance.

- Mantenga sentido del humor. Siempre que pueda, encuentre el lado humorístico a la situación que está enfrentando de acuerdo con las circunstancias, con su manera de ser, con lo que conoce del paciente. El sentido del humor se puede mostrar de manera verbal con chistes, anécdotas, relatos, sarcasmos o sátiras, o no verbal a través de sonrisas, gestos o mímica. Reconocer la receptividad del paciente a situaciones de juego o humorísticas hace que la función de cuidado sea más placentera y menos estresante. La capacidad de reírnos de nosotros mismos y de lo que nos rodea es terapéutico. Practicar el buen humor es empezar por uno mismo y por lo que le afecta. Al paciente le ayuda a liberar tensiones y, a mantener un sentido de naturalidad dentro de la situación trágica en la que se está.

• Cuidar al cuidador. Es muy importante para la persona que cuida, ya sea familiar o pagado, distanciarse físicamente del paciente y darse tiempo para descansar, hacer ejercicio o divertirse. Establezca una rutina diaria sencilla y predecible para el paciente, manteniéndola con un mínimo de cambios, para que cuando salga se la haga saber a la persona que vaya a estar con él. Asimismo, en el aspecto emocional es importante que el cuidador cuente con alguien para facilitar el desahogo de lo que le preocupa, ya sea de sus asuntos personales o de su reacción ante lo que le pasa al paciente.[88]

Practicar estas guías de cuidado hará que la función del cuidador sea de más calidad y ayuda para el paciente y para sí mismo, para que su vida no la sienta sometida con la presencia de la persona enferma.

---

88 Sugerencias combinadas de:
   Gwynter, Lisa, P., ACSW. *Care of Alzheimer's Patients: A Manual for Nursing Home Staff.* American Care Association and Alzheimer's Disease and Related Disorders Association. 1985. E.U.
   Tanner, Frederick. Shaw, Sharon. *Caring: A Family Guide to Managing the Alzheimer's Patient at Home.* The New York City Alzheimer's Resource Center. 1985. E.U.
   Observaciones personales.

Enfoques de apoyo terapéutico

Si bien las intervenciones terapéuticas no revierten, detienen, cambian o curan el curso progresivo de la enfermedad, mantener al paciente activo, involucrado, estimulado, puede significar que el deterioro no avance de manera tan rápida. Para esto, es conveniente que los cuidadores conozcan algunos enfoques terapéuticos de acercamiento que ayuden a los pacientes a manejar los problemas ocasionados por su confusión y desorientación, a facilitarles la expresión de sus pensamientos y sentimientos para que puedan hacer frente a las pérdidas que van experimentando, especialmente en las etapas primeras e intermedias, cuando la conciencia de éstas pérdidas se intensifica, y a aprovechar las capacidades que aún conservan de acuerdo con procedimientos adecuados de estimulación.

Aun con los cambios que la enfermedad ocasiona, cada paciente sigue siendo un ser humano con una historia, una personalidad y una individualidad única.

A continuación se presentan específicamente la terapia de orientación a la realidad, la terapia de validación y la terapia de reminiscencia, enfoques generalmente utilizados para trabajar con ancianos, pero que también han sido estudiados y adaptados para trabajar con pacientes con la enfermedad de Alzheimer.

El tipo de terapia depende de diversos factores: el grado de pérdida cognoscitiva, los rasgos de su personalidad, el conocimiento de las habilidades y aptitudes que tuvo en el pasado y la evaluación de las capacidades que aún conserva, los niveles de funcionamiento y motivación, así como su habilidad para comunicarse.

Terapia de orientación a la realidad

La terapia de orientación a la realidad fue desarrollada por el doctor James C. Folsem, psiquiatra que trabajó con veteranos que tenían problemas mentales ocasionados por la guerra. Al aplicarla a los pacientes con la enfermedad de Alzheimer se vieron algunos beneficios. Aunque algunos investigadores cuestionan su utilidad, es un enfoque que toma en cuenta al paciente, tratándolo con la dignidad que requiere un adulto, ubicándolo en una realidad que puede hacer más llevadera su vida.

La terapia de orientación a la realidad consiste en confirmar la identidad del paciente, de las personas y del ambiente que lo rodea, a través de recordatorios verbales y visuales para mantenerlo estimulado en su orientación y en su dignidad.

Requiere de información concreta:
- Identificación del paciente y de la(s) persona(s) que está(n) con él.
- Ubicación del lugar y tiempo (fecha, día, hora).
- Descripción de las actividades a realizar.

Puede ayudar:
- Poner letreros en los cajones para indicarle que contienen.
- Poner imágenes alusivas en las puertas del baño y la cocina.
- Utilizar relojes con carátula y números grandes, así como teléfonos y calendarios que resalten los números y el nombre del mes.
- Hacer decoraciones que hagan referencia a la época del año.

- Hacer una lista con horarios para las actividades de cada día, poniéndola en un lugar visible para el paciente.

¡Buenos días, mamita! ¿Cómo estás? Soy tu hija Lidia. Hoy es lunes 27 de marzo y el día amaneció con un sol esplendoroso. Son las diez de la mañana y vas a desayunar. Está con nosotros Tere, una de tus cuidadoras. Las dos estamos aquí, en tu recámara para hacerte pasar un rato agradable. Tere estará contigo hasta las seis de la tarde y tú, mamita linda, parece que te pones contenta de vernos. Yo, Lidia, voy a estar contigo hasta las doce del día. Ahora voy a ayudar a Tere a darte tu desayuno. Se ve que está riquísimo y mmhmmh... huele delicioso... ¿Quieres café con leche? (asiente con la cabeza). Ahora, te lo voy a preparar con un poco de azúcar... etc.

Para que este enfoque sea efectivo, es necesario aprender a convertirlo en un nuevo lenguaje de aplicación constante por todos aquellos que se acercan al paciente, independientemente de la situación que sea, considerando que una intervención como la descrita arriba debe variar de acuerdo con las circunstancias y al estilo personal de quien cuida.

Cuidando de utilizar continuamente estas guías de reforzamiento de la memoria durante todas las etapas de la enfermedad, se restablece la autoestima y dignidad del paciente.

Terapia de validación

Desde hace más de 20 años se utiliza la terapia de validación desarrollada por la maestra en trabajo social Naomi Feil, para comunicarse de manera efectiva con pacientes que tienen la enfermedad de Alzheimer.

Lo valioso de su investigación es que fue la primera en intentar hacer algo diferente de los enfoques conductistas que se habían aplicado hasta esas fechas. Su aportación fue reconocer las necesidades emocionales de los ancianos confundidos.

En la terapia de orientación a la realidad se pone mucho énfasis en la utilización de señalamientos externos para mantener al paciente en una ubicación concreta de orientación, que facilita la labor del cuidado y le da cierta sensación de independencia. De acuerdo con la maestra Feil, faltaba recuperar el mundo interno de la persona confundida. En la terapia de validación se acepta la experiencia del paciente en su realidad interna para mantenerlo emocionalmente vivo y apoyado con la sensación de ser digno y aceptado en su realidad.

La terapia de validación consiste en afirmar los sentimientos y conductas de una persona confundida, reconociendo su verdad subjetiva y el significado de su experiencia. Esto se refiere a tomar muy en serio las confusiones y alteraciones que el paciente va experimentando, especialmente cuando se siente preocupado, temeroso, angustiado, solo. Validar es:

- Reconocer la existencia e importancia de las necesidades emocionales del paciente.
- Aceptar que los sentimientos son reales aun cuando a nosotros nos parezca que no lo son.
- Tomar en cuenta la libre expresión de sus sentimientos.
- Facilitar la exploración de su mundo interno.
- No enjuiciar, imponer, confrontar o tratar de cambiar su experiencia y sus sentimientos.

Requiere de:
- Disponer de tiempo.
- Acompañar, estar presentes.

- Escuchar activamente.
- Empatizar (situarse en el mundo del otro).

Lo importante no es ajustar al paciente a nuestra realidad cotidiana sino nosotros ajustarnos a su realidad emocional.

Un caso muy frecuente, que a veces ocasiona dificultades en el cuidador, es cuando algunos pacientes pasan por estados alucinatorios ya sea que vean objetos o personas que no existen, o escuchen sonidos o voces que no oyen los demás. En estos casos, el cuidador se acercará al paciente con atención e interés y le preguntará qué es lo que está viendo u oyendo, qué le dicen esas voces, cómo es el sonido que escucha, para ir obteniendo información y poderse acercar más a la experiencia que está viviendo el paciente, experiencia que para él es "real", por lo tanto, resulta inútil discutir con él o tratar de convencerlo de que su experiencia es inexistente.

A través de lo que nos diga, podremos ir descubriendo el sentimiento que está detrás de lo que expresa y empatizar con él, esto es, ponernos en su lugar como si estuviéramos experimentando esa alucinación y comunicarle el sentimiento. Si dice que ve animales, monstruos o personas que lo quieren atacar, uno se lo reconoce diciéndole: "¿Ver éstos animales le da miedo?", validando su experiencia y sentimiento. Si afirma que sí, uno le dirá que no está solo, que uno permanecerá con él el tiempo que sea necesario, a la vez que lo tomará de la mano o lo rodeará con el brazo para transmitirle confianza y seguridad. Sentirse comprendido hará que su angustia disminuya.

Conviene aclarar que las experiencias pueden ser de diferentes tipos. Se validan no solo las experiencias de fantasías terroríficas, sino de vergüenza, frustración, alegría o placer, porque lo que se valida es la experiencia de lo que esa fantasía le hace vivir.

La terapia de validación toma en cuenta la dignidad del paciente, sin embargo "...el senecto desorientado no puede obtener dignidad solo; necesita una persona confiable y amorosa para validarlo... solos, sin validación vegetan y el cuidador previene la vegetación a través de la empatía".[89] Podemos decir que lo más importante es la naturaleza y calidad de la relación terapéutica entre los cuidadores y el paciente "...el enfoque de la terapia de validación con su énfasis en la relación terapéutica e interacción ha estimulado un enfoque más compasivo a las manifestaciones psicológicas de la confusión en la vejez abriendo nuevos caminos para la humanización de la demencia".[90]

Terapia de reminiscencia

La reminiscencia como enfoque terapéutico aplicado en forma general, es la narración de los acontecimientos trascendentes en la vida de alguien. Las personas se benefician con la reminiscencia porque pueden aumentar un significado de continuidad entre el pasado y el presente, transmitir una herencia cultural, elevar su autoestima, adquirir una mejor percepción de sus relaciones pasadas y actuales, conservar un sentido de historia, favorecer la interacción social y ayudar a resolver problemas en el presente al valorar las fuerzas que tuvieron para enfrentar situaciones difíciles en sus vidas.

89   Feil, Naomi, V/F Validation, *The Feil Method. How to Help Disoriented Old-Old*, Edward Feil Production, Cleveland, 1982, p. 4.
90   Kitwood, Tom, "How Valid is Validation Therapy", en *The Journal of Geriatric Medicine*, abril de 1992, Londres, p. 23.

Abarca diferentes modalidades: revisión de vida, historia oral, autobiografía, grabación de relatos, historias familiares, etc. La reminiscencia surge de manera espontánea en cualquier época de la vida, a través de interacciones informales o como parte de una actividad estructurada, ya sea a nivel individual o grupal. Sin embargo, es en la vejez donde se acentúa más la necesidad de integrar la experiencia humana. Cuando se estimula al anciano a recordar los hechos y épocas que le fueron significativas, se le puede ayudar a valorar el sentido de su vida.

En el caso de los pacientes con la enfermedad de Alzheimer, la reminiscencia debe tomarse de una manera más sencilla y reducida, entendiéndose como una actividad terapéutica enfocada hacia los recuerdos positivos y placenteros, con la intención de revivir las emociones que se tuvieron con ellos, a la vez que se ejercitan otras funciones del paciente, ya sean mentales o físicas, para ayudar a mantenerlas.

Dadas las características de la enfermedad, en las que las capacidades de los pacientes para recordar sucesos pasados permanece más clara que los acontecimientos presentes, estimular y utilizar los recuerdos de hace mucho tiempo facilita la comunicación, al mismo tiempo que rescata algunos de los beneficios de la reminiscencia, ya que incrementa su autoestima, favorece la interacción social, conserva un sentido de historia y de continuidad con el pasado y mejora su calidad de vida.

La terapia de reminiscencia requiere de:

- Información acerca de los antecedentes biográficos y psicológicos del paciente para poder comprender su individualidad.
- Conocer sus preferencias en cuanto a gustos, intereses y pasatiempos.
- Disponibilidad de tiempo.

- Actitud de interés, respeto y empatía.
- Diferentes estímulos para motivar a los pacientes a compartir sus recuerdos.

Los estímulos pueden ser:
- **Visuales**: ver álbumes de fotografías, libros con imágenes, ya sean de arte o alusivos a la naturaleza, animales, históricos, etc., tarjetas postales, revistas.
- **Auditivos**: oír música, lecturas acerca de lo que les interesa, grabación de poemas.
- **Táctiles**: manipular diferentes objetos y texturas. Acariciar un durazno, alisar diferentes telas: terciopelo, seda, yute.
- **Olfativos**: oler flores, perfumes, guisados, aromas de café, tés de diferentes hierbas.
- **Gustativos**: saborear platillos especiales, dulces, frutas, galletas o panes recién horneados.

Estos estímulos son entradas para activar otros recuerdos y hacer asociaciones con personas, cosas, experiencias. La presentación de un solo estímulo provoca una reacción en cadena de diferentes recuerdos. Por ejemplo, mirar un libro de pintura no sólo estimula la vista sino que, de acuerdo con el lugar donde se encuentra el museo que conserva la obra, la nacionalidad del pintor, el detalle de la pintura, se pueden recordar países, personas queridas, platillos regionales, contacto con la naturaleza, etc. De esta manera, se estimulan varias funciones.

La reminiscencia ha demostrado ser un apoyo terapéutico que ayuda a las personas a encontrar significado en sus recuerdos. A través de recordar los sucesos pasados, la persona puede recuperar tanto la alegría como el dolor de su historia de vida y encontrar significado en sus experiencias pasadas.

De la actividad como terapia

Cada día nos levantamos, nos bañamos, nos vestimos, tomamos nuestro desayuno y nos disponemos a hacer nuestras actividades. Podemos ser amas de casa y realizar tareas domésticas, cuidar a nuestros hijos, atender a nuestro cónyuge y/o realizar un trabajo fuera del hogar. Ir a la oficina, en el autobús o en nuestro coche; hacer o tomar dictados; efectuar o recibir llamadas telefónicas, supervisar o ejercer labores administrativas. Podemos tener pasatiempos: leer, visitar o recibir amigos, asistir a espectáculos o conciertos, practicar algún deporte, estudiar algún curso o profesión. Realizamos un sinfín de actividades que ocupan la mayor parte de nuestros días y de nuestras vidas.

Todas estas actividades nos ayudan a desarrollar un sentido de identidad, un qué hacemos, un qué queremos y un quién somos. Sin ellas, nuestras vidas transcurrirían en continuo aburrimiento, grisáceas, estaríamos desmotivados y no nos ofrecería ningún sentido el vivir.

Cuando estamos frente a una enfermedad demencial, su desarrollo hace que, con el tiempo, la persona afectada ya no pueda realizar sus actividades cotidianas. El gran vacío que va dejando la enfermedad de Alzheimer en los pacientes necesita ser llenado no sólo por acercamientos sensibles de comunicación, sino también con actividades terapéuticas de esparcimiento, entretenimiento y diversión que den significado a la vida diaria.

El término actividad terapéutica generalmente sugiere un proceso rehabilitativo que da como resultado una mejoría en el funcionamiento. No obstante, en relación con las personas que padecen demencia, el propósito de la actividad terapéutica es mantener la función al máximo, realzar la calidad de vida y disminuir un poco la frustración y el estrés del cuidador. El énfasis tiene que centrarse en el valor de la interacción por la interacción misma y no por el posible resultado. Lo que importa es el proceso, la experiencia, la participación, el rescate de lo que el paciente puede hacer y no el logro de la actividad.

De hecho, un punto de vista parcial que tienen los familiares es que están más informados acerca de las limitaciones y deterioros del paciente que del potencial que todavía permanece. Frente a su inquietud de "qué se puede hacer para estimularlo, distraerlo, ocuparlo", antes que nada debemos evitar las generalizaciones, creencias o ideas estereotipadas acerca de que el paciente "no puede hacer nada" y creer, confiar, en que el paciente está dispuesto y puede hacer más de lo que se cree.

Reconocer y prestar atención a su individualidad permite identificar las capacidades y habilidades que aún conserva. Para esto, es necesario crear un ambiente de actividades terapéuticas en el que se establezca un espacio de aceptación, estimulación, calidez, disfrute y apoyo que le brinde alegría en su vivir.

Para seleccionar las actividades es importante que el cuidador mantenga un plan flexible de cuidado y saber que una actividad que funciona una vez, puede no funcionar la siguiente. Por esto, es necesario tener una variedad de actividades estructuradas para aplicar, que se consideren oportunas de acuerdo con la disposición que tenga el paciente. Algunas veces puede no estar dispuesto; en este caso, es importante no violentarlo ni forzarlo a hacer algo que no quiera hacer, tomando en cuenta lo que se ha comentado a lo largo de este capítulo: respeto y empatía a la individualidad, a las preferencias, al estilo de vida previo, a los valores y a la naturaleza única de cada persona enferma.

Algunas actividades que se sugieren:

- Fomentar conductas sociales. Reconocer y fomentar las conductas sociales que los pacientes aún conservan es una parte importante para su cuidado. Se ha observado que aun en diferentes niveles de deterioro mental, los pacientes utilizan adecuadamente algunas maneras corteses cuando interactúan con otras personas. Les invitan a tomar asiento, les ofrecen una taza de café, té, agua o algo de comer. Si uno les ofrece algo dan las gracias, y llegan a desearle al interlocutor que le vaya bien y que tenga un buen día. Esto suele desconcertar a algunas visitas y a los mismos familiares, haciéndoles concebir esperanzas de que está mejorando. Sin embargo, algunas de las conductas sociales son reforzadas a lo largo de la vida de la persona y permanecen como una parte integral del repertorio de respuestas automáticas.

- Música. La música y el canto son actividades placenteras que pueden ser introducidas de una manera espontánea para crear un estado de ánimo. También es un medio de expresión no amenazante para incrementar la comunicación, evocar recuerdos y estimular emociones, porque brinda la oportunidad de que los pacientes se sientan entendidos a un nivel verbal y no verbal.

Dependiendo de su estado funcional, la letra de las canciones se puede utilizar como estímulo para platicar, recordar y compartir sentimientos o cuando la comunicación verbal llega a ser difícil, puede ser profundamente satisfactorio comunicarse a través del ritmo ya sea tarareando, tamborileando con los pies o manos o con algún instrumento musical como maracas, clave, bongó. De esta manera se le da al paciente la oportunidad de "crear su propia música".

- Contacto con el exterior. La naturaleza, las estaciones del año, los días festivos, son hechos que permanecen constantes a pesar de las pérdidas que va experimentando el paciente. Llevarlo a lugares que previamente fueron de interés y disfrute para él como museos, iglesias, parques, monumentos históricos, visitar amistades o parientes, acudir a días de campo, conciertos al aire libre, cuando sea posible, o participar de manera pasiva desde un sillón y a través de una ventana, captando su atención para observar los cambios en la naturaleza y en las estaciones del año, son maneras de estimularlo para que continúe en contacto con el exterior.

- Bailar. El baile es otra forma de mantener contacto y cercanía física con el paciente. Tomarse de las manos o poner las manos sobre los hombros del paciente permite llevar un ritmo acompasado de vaivén haciendo que se ejerciten los músculos de una manera natural. El baile les da a los pacientes la posibilidad de superar sus desventajas por un rato, a la vez que les ayuda a sentirse revitalizados. Si el paciente ya no puede sostenerse en pie, y si él lo permite, desde su asiento, se le toma de las manos y se hacen movimientos de acuerdo al ritmo. Esto también es bailar.

- Completar refranes. Recordemos que los pacientes han perdido la memoria reciente pero son capaces de recordar eventos, canciones, comerciales, proverbios de hace mucho tiempo. Una manera de estimular la memoria del pasado es hacer que terminen refranes populares. Podemos iniciar con la primera frase: "Más vale pájaro en mano..." y que el paciente complete el resto. A veces, cuando se le dificulte responder, podemos dar alguna palabra o indicio mímico para que el paciente finalice la frase. Y si no la termina, no importa. El que se los recordemos completos a ellos les causa satisfacción.

• Animales domésticos. La gran necesidad que tienen los pacientes de sentirse queridos y aceptados la pueden aliviar también en los animales domésticos, especialmente los gatos y perros. Los efectos de la compañía y afecto de estos animales ofrecen beneficios terapéuticos para los pacientes no sólo de Alzheimer sino también de otras enfermedades como autismo, esquizofrenia, etc. Los pacientes pueden interactuar con ellos sin el temor de ser rechazados, les ayudan a no sentirse aislados, les ofrecen sosiego y, por lo mismo, disminuye el consumo de fármacos tranquilizantes. Si se tiene una mascota que va a brindar cariño, seguridad, compañía y comunicación, el paciente mejora; pero si el animal (en este caso un perro) tiene un entrenamiento especial ya sea para prender la luz, para avisar cuando el paciente se levante durante la noche, para impedir que salga a la calle o para evitar que entre a la cocina, va a proporcionar una gran ayuda para el cuidado.

• Ejercicio físico. El ejercicio y movimiento físico es importante para el paciente porque si su cuerpo está inactivo, su organismo funcionará mal y necesitará de más ayuda para su cuidado. Mantener una rutina de 15 a 20 minutos de gimnasia sencilla ayuda a preservar habilidades físicas, a mantener activa la fuerza muscular, coordinación y flexibilidad, a regular el apetito y peso corporal, a mejorar el buen funcionamiento del intestino y a evitar que las articulaciones se rigidicen.

Algunos ejercicios normales adicionales a la gimnasia pueden ser: realizar caminatas por los alrededores, aventar y recibir una pelota, subir y bajar escaleras o cosas de un clóset o libros de un estante; bailar; limpiar artículos de plata, bronce o cobre, lijar madera, barrer, hacer bolas de estambre, inflar globos, etc. Todo esto no sólo beneficia al paciente, sino también al cuidador.

En el caso de que el paciente ya no pueda caminar, se cuidará especialmente su falta de movilidad para prevenir problemas circulatorios o formación de escaras (llagas); ejercitando de forma pasiva los músculos de sus miembros, ya sea mediante masajes, sacudiéndole las manos, doblando y desdoblando sus brazos y piernas, elevando sus pies de la cama a una altura de 10 a 20 centímetros por medio de una almohada y cambiándolo de posición con frecuencia. Es necesario evitar, especialmente, que se hagan arrugas en la sábana o en su ropa, protegiendo las partes de su cuerpo en las que sobresalen los huesos (pies, talones, rodillas, cadera, codos, hombros) colocándole almohadas de diferentes tamaños.

- Propiciar un ambiente tranquilo. Asimismo, no es necesario mantener al paciente activo todo el tiempo. Una sobreestimulación de movimiento y ocupación puede ocasionarle una sensación de fastidio. También una situación de silencio, presencia y acompañamiento puede convertirse en una actividad.

Se puede crear un ambiente de quietud y paz a través de la música. En este caso, la música tendría un valor diferente. A partir de una música apropiada de relajación podemos lograr que el paciente tenga un contacto más íntimo consigo mismo. O sin necesidad de música, a veces los pacientes se retraen, se quedan quietos, ensimismados, pensativos y seguro que algo está pasando dentro de ellos aunque nosotros no sepamos qué y ellos no nos lo puedan transmitir. Lo mejor que podemos hacer es, respetar su silencio... y acompañar.

Todo lo anterior es sólo una ennumeración de lo que se puede hacer con el paciente. Ojalá y éstas sugerencias sirvan como base para que el cuidador busque la manera de hacer volar su imaginación e invente otras actividades.

Las actividades no sólo tienen la finalidad de distraer y mantener ocupado al paciente, también ayudan a disminuir conductas problemáticas de inquietud o enojo, a reemplazar medicamentos por presencias amigables de apoyo, a recuperar confianza y autoestima y a conferirles una sensación de estar vivos.

Del ambiente espiritual

Cuidar al paciente de manera integral es también prestar atención a sus necesidades espirituales.

Para mí, la espiritualidad sería la afirmación de la vida en relación con Dios (cualquiera que sea la fe). Así mismo, a la colectividad, a la naturaleza, a todas las cosas y acontecimientos. Está formada por las religiones, las tradiciones familiares, las experiencias vitales, las capacidades intelectuales, emocionales, espirituales y las necesidades del momento. El desarrollo de un sentido espiritual implica el reconocimiento de la presencia de Dios o de alguien o algo superior dentro del misterio de la vida y del universo.

No siempre los familiares o los cuidadores toman en cuenta las necesidades espirituales y religiosas de los pacientes. Una explicación pudiera ser que, debido a las pérdidas que aquellos van sufriendo, creen que las prácticas o rituales ya no son una parte importante en sus vidas. Sin embargo, a pesar de sus grandes limitaciones para comunicarse o de su memoria severamente dañada, las personas que han vivido una vida de fe o de práctica religiosa conservan un sentido de conciencia religiosa. Reconocérselas y apoyarlas continúa siendo importante y significativo para ellos.

Recurrir a la ayuda de familiares y amistades como un esfuerzo para investigar cuáles fueron sus valores y creencias religiosas, cuáles eran sus apoyos en tiempos de crisis, qué esperaban de la vida, de sí mismos o de sus seres significativos, puede agregar una mejor comprensión a su dimensión espiritual.

Los símbolos que utilizan algunas tradiciones culturales y religiosas pueden tener una gran ventaja para los pacientes, ya que representan una entrada para poderlos acompañar y ofrecerles algo de su mundo espiritual. Algunos de estos símbolos en diferentes prácticas religiosas pueden ser:

- Poner las cuentas de un rosario o sostener un libro de oraciones en las manos del paciente y rezar; participar en oraciones litúrgicas, cantos religiosos, ir a misa, compartir la eucaristía dentro de las prácticas del catolicismo.
- Participar en prácticas de meditación budistas.
- Encender las velas, ya sea para significar el comienzo o connotar el final del Sabbath o de otras festividades dentro de los preceptos del judaísmo.
- Ejercer los cinco rezos y abluciones dentro de los deberes religiosos del islamismo.

Si un paciente con la enfermedad de Alzheimer previamente había sido un devoto fiel, seguidor de estas prácticas, ahora también necesita que sigan formando parte de su vida. En mi experiencia, cuando al paciente se le alimenta su parte espiritual con el seguimiento de su fe, entra en un estado de calma. Lo único que se requiere es que los cuidadores pongan a su disposición aquello que siempre ha estado presente en la vida espiritual del paciente o, a partir de su propia inquietud, propiciar encuentros más profundos o elementos que promuevan lo que para cada uno represente la espiritualidad.

Este capítulo ha intentado ofrecer algunas guías para proporcionar una mejor base de conocimiento y comprensión para las personas involucradas en el cuidado de una persona con demencia. La riqueza de estar cerca de un paciente con la enfermedad de Alzheimer permite que:

• Nos den la oportunidad de aprender cosas nuevas y diferentes.

• Nos acerquemos a ellos por su sentido del humor, su ternura, su ingenuidad, su capacidad de asombro, su gracia, su infinita tristeza, su agradecimiento.

Creo que nuestro mayor recurso somos nosotros mismos. Nuestras motivaciones e interés para estimularlos, el tono de nuestras voces, el contacto de nuestras manos y nuestra disposición para estar presentes, marcará definitivamente un cambio en sus vidas.

Cada persona es única y tener la enfermedad de Alzheimer no hace que esto cambie. Es preciso creer que las diferentes necesidades de los pacientes son como las nuestras y requieren satisfacerlas de diferentes maneras. El reto consiste en encontrar formas creativas que sirvan como un medio de hacer la vida significativa para alguien que ya no puede crear significado por sí mismo.

De los aspectos prácticos de problemas comunes

La convivencia diaria con el paciente nos pone ante conductas "extrañas y raras" que necesitan ser supervisadas y manejadas. La persona responsable del cuidado diario del paciente soporta una gran carga que *necesariamente* tiene que ser compartida con otras personas. El cuidador necesita hacer una evaluación realista de sus posibilidades y limitaciones, así como de los apoyos disponibles, porque si no lo hace, la tensión del cuidado lo puede llevar a la desesperación, al cansancio exhaustivo, a contraer o agravar enfermedades que, incluso, lo pueden llevar a su propia muerte, y a conflictos familiares que pueden intensificar el problema.

Esta sección pretende aplicar la información previa en torno al cuidado de los pacientes en el aspecto físico, emocional, recreativo y espiritual, ofreciendo otras sugerencias para problemas prácticos que si bien no son exhaustivas dentro de la experiencia, sí habla de los casos más frecuentes y generales.

El curso de una enfermedad demencial varía de persona a persona. Cada paciente y cada cuidador es diferente. La aceptación, la adaptación y la paciencia son la clave para manejar los eventos que se vayan presentando. Si algo no se puede hacer de una manera... paciencia, e intente otra forma. Si el paciente no puede utilizar el cuchillo y el tenedor, pero con la cuchara o los dedos se las arregla bien... paciencia, y adáptese a este cambio. Si el paciente insiste en dormir con el sombrero o los zapatos puestos... paciencia y acéptelo, a nadie le hace daño y, ya dormido, se los puede quitar.

Higiene y baño personal

Es frecuente que los pacientes presenten resistencia para bañarse o para cepillarse los dientes y los familiares insisten, pelean, se enojan y lo regañan por esta "falta de consideración y descuido". Sin embargo, para los pacientes, este tipo de cuidado pierde su significado social e higiénico. En relación con el baño, puede ser que por un pudor natural se resistan a hacerlo. Quizás se sienten avergonzados de que los vean desnudos y rehúsan bañarse "en público". A veces, entrar y salir de la tina o de la regadera les puede ocasionar temor. También se les olvida lo que hay que hacer o no saben cómo hacerlo. Y puede que no recuerden para qué sirve un cepillo de dientes.

Sugerencias
- Trate de establecer una rutina que sea consistente con los hábitos previos del paciente. Si acostumbra bañarse cada tercer día o una vez a la semana, continúe haciéndolo así; si solía bañarse diariamente y ahora lo rehúye, acepte que un baño cada tres o cuatro días puede ser suficiente.
- Enfatice los aspectos placenteros del baño, lo deleitoso de sentir el agua caliente, el rico olor del jabón o del champú, la suavidad de la esponja que se desliza por la piel, el frote vigoroso del zacate que reanima, etcétera.
- Evite discutir o alegar con el paciente las ventajas del baño o por qué es necesario. Más bien utilice un tono de voz suave y firme "Papá, el agua está lista". Cerciórese que la temperatura del agua no esté ni muy caliente ni muy fría y,

si es posible, mande poner barras para que el paciente se sienta más seguro al apoyarse en ellas.

- Aun cuando el paciente todavía pueda bañarse por sí mismo, procure no dejarlo solo en el baño. Obsérvelo y esté al pendiente, especialmente cuando se rasure con rastrillo o esté utilizando la rasuradora eléctrica o la secadora para el pelo. Si ya no sabe qué hacer, diríjalo paso por paso o, algo más sencillo, báñese con él, aunque no todos los cuidadores estén en situación de hacerlo, y mientras lo baña, déle una toalla facial para que se entretenga.
- Si al paciente le da miedo la regadera o la tina o ya no puede sostenerse en pie, utilice regaderas manuales y siéntelo en una silla de plástico para que esté seguro.
- Sea un modelo y cepíllese los dientes frente al paciente para que imite sus movimientos. Si él ya no lo puede hacer, cepíllele la dentadura o utilice hisopos de algodón impregnados con agua bicarbonatada para la limpieza dental.

Cuidado de la piel

Un buen cuidado de la piel es extremadamente importante. Mientras el paciente está desvestido, inspeccione si tiene inflamaciones, moretones o manchas rojizas. Las escaras pueden empezar con una complicación ligera como manchas rosáceas y, si se permite que avancen, pueden convertirse en poco tiempo en un problema muy serio.

Sugerencias
- Mantenga la piel limpia, seca y libre de residuos de sudor, orina o heces fecales.
- Enjabone la piel de preferencia con jabón neutro.

- Seque cuidadosamente con una toalla suave.
- Lubrique con crema humectante especialmente en las zonas genitales, para evitar que se roce, así como en las áreas donde los huesos tienen contacto con la superficie.

Incontinencia

El paciente tarde o temprano no podrá controlar sus esfínteres y tendrá pérdida del control para orinar y defecar, siendo la incontinencia urinaria más común que la fecal. La pérdida de control urinario puede deberse a ciertas complicaciones médicas como diabetes, problemas de próstata, estreñimiento, infecciones del tracto urinario o medicamentos, especialmente tranquilizantes, hipnóticos, sedantes y antidepresivos. También puede ser que cuando el paciente siente la necesidad de ir al baño, no ubique donde está; puede que tenga puesta ropa difícil de desabrochar o puede ser que no sepa qué hacer frente al sanitario.

Sugerencias

- Acuda al médico para que, a través de una evaluación, detecte la posibilidad de una probable infección o problemas con medicamentos u otras posibles enfermedades que pudieran ocasionar la incontinencia.
- Simplifique la vestimenta. Utilice cintas autoadeheribles en lugar de cierres o botones.
- Si al paciente le sucede un accidente, no lo regañe ni lo avergüence. Decirle algo como: "No te preocupes, todo está bien" ayuda a tranquilizarlo.
- Si el paciente tiene problemas para orinar, dele a beber un vaso con agua mientras está parado o sentado; o mójele con

agua tibia los dedos de la mano, o póngale a un vaso agua con un popote dentro para que lo sople y haga burbujas.

- Establezca una rutina de llevarlo al baño cada dos horas.
- Si el cuarto de baño está lejos, utilice un cómodo o una bacinica.
- Evite darle líquidos antes de acostarse y procure que los tome durante el día.
- Procure que el asiento esté fijo al sanitario y, de ser posible, coloque barras para evitar que el paciente se caiga.

Vestimenta

La mayoría de los pacientes presentan dificultades para vestirse ellos mismos, o bien tienen problemas para recordar si están vestidos, desvestidos o necesitan cambiarse de ropa. No se acuerdan qué ropa ponerse, el orden que deben seguir y cómo ponérsela. Puede ser que ya no reconozcan partes de su cuerpo, que se sientan avergonzados de vestirse delante del cuidador o que encuentren complicado el hecho de vestirse o desvestirse.

Sugerencias
- Mantenga la rutina a la que ha estado acostumbrado el paciente a lo largo de su vida. Despertarse, bañarse, vestirse y desayunar o despertarse, desayunar, bañarse y vestirse.
- Estimule al paciente a escoger sus propias ropas simplificando el número de opciones. Ofrézcale dos prendas y pregúntele si se quiere poner el pantalón azul o el café.
- Ponga la ropa sobre la cama en el orden en que debe ponerse. Primero los zapatos y dentro las medias o calcetines,

después la falda o el pantalón, la blusa o la camiseta, la ropa interior o los calzones y camiseta, uno encima de otro.

• Procure tener prendas que sean de lavar y usar, cómodas, holgadas, fáciles de quitar y poner. Evite zapatos con agujetas, suéteres cerrados, camisones largos y pantimedias.

• Considere y sea sensible al hecho de que vestirse es una actividad personal y privada que necesita hacerse en la recámara del paciente con la puerta cerrada.

Violencia y agresión

Debido a los cambios físicos en el cerebro, el paciente se siente frustrado por la pérdida de control sobre sus propias conductas, sobre su propia vida. Comportarse agresivo es, tal vez, una manera de demostrar que aún retiene algún control sobre sí mismo. Algunas de las causas de enojo, violencia, inquietud y agresión en el paciente son: cuando se siente regañado, confrontado o contradicho; cuando percibe la impaciencia, irritabilidad o cansancio del cuidador; cuando se asusta por la sorpresa de un contacto físico inesperado; cuando existe un exceso de estímulos como mucho ruido, actividades, personas o desorden en el medio ambiente. Otras de las causas de violencia y agresión pueden ser efectos colaterales a medicamentos, principalmente tranquilizantes o sedantes, mala visión o audición que hace que malinterprete sus alrededores, o incomodidad física por estreñimiento, impacto fecal o fiebre.

Sugerencias
• Haga que se le practique una valoración médica y comente con el médico si las conductas agresivas son consecuencia de lo anteriormente mencionado.

- Trate de no responder a la agresión con agresión. La manera en que los cuidadores se acerquen es crucial para detener conductas agresivas. Cuando éstas sucedan, haga el esfuerzo de responder de una manera tranquila, apoyadora, calmada. Sostenga suavemente la mano del paciente en la suya y distraiga su atención llevándolo a otro lugar. A veces es posible identificar la causa: tal vez una tarea difícil o la presencia de alguien, o un niño corriendo y gritando, etcétera.

- Cerciórese de que el paciente se sienta cómodo. Revise que su ropa no esté apretada y que sea la adecuada a la estación del año para evitar que tenga frío o calor.

- Asegúrese de que el paciente no se dañe a sí mismo. Retire de su vista ornamentos filosos o pesados, tijeras, cuchillos, abrecartas, etcétera.

- Distraiga al paciente con alguna actividad que lo entretenga o con algún alimento favorito.

- Trate de mantener al paciente físicamente activo durante el día. Largas caminatas pueden ayudarle a reducir el estrés.

- Reconózcale al paciente sus sentimientos de enojo. Decirle: "Creo que lo que te está pasando te hace sentir muy enojado" es muy útil y le puede ayudar a disminuir la intensidad del enojo.

- Si usted como cuidador cree que su seguridad física está amenazada, aléjese de la persona o salga de la habitación para evitar que le haga daño y pida ayuda a otras personas que estén en la casa o a los vecinos. Sentirse amenazado, ser golpeado o agredido de manera verbal o física por el paciente es algo que produce gran dolor en el cuidador. Responder de una manera calmada a estas situaciones no es fácil. Sin embargo, recuerde que el paciente pierde su capacidad para hacer juicios y ya no puede evaluar la seriedad de un incidente o predecir el efecto de su conducta en los demás.

Conductas y preguntas repetitivas

Una de las conductas que más irrita a los cuidadores es sentir la adherencia del paciente hacia ellos, ya sea con preguntas insistentes o con seguimientos continuos, pues muchas veces no les dejan ni a sol ni a sombra un espacio personal. La pérdida de la memoria hace que los pacientes no tengan la capacidad de recordar lo que preguntan una y otra vez, para ellos cada vez es la primera... para los cuidadores es la quinceava vez, pero cómo saber que si el cuidador desaparece de su vista va a regresar. Algunos movimientos repetitivos, como meter y sacar la lengua, pueden ser por efecto de los medicamentos; tal vez no entender lo que está pasando y sentirse inseguros puede hacer que repitan "quiero ver a mi mamá, quiero ver a mi mamá"; o no poder expresar la necesidad que tienen de ir al baño hace que continuamente jueguen con la ropa o se muestren excesivamente ansiosos.

Sugerencias
- Verifique con el médico si los medicamentos pueden ser la causa de algunos movimientos repetitivos.
- Si le preocupa o le molesta que el paciente se frote continuamente las manos, intente que éstas estén ocupadas con algún objeto, como una muñeca o una mascada.
- Trate de distraerlo llevándolo a dar un paseo u ofreciéndole algún alimento predilecto.
- Concentre su atención y dedíquele un tiempo al paciente. Trate de responder más a sus necesidades emocionales que

a la pregunta en sí. Decirle algo como: "No te preocupes, yo estoy contigo para cuidarte" a veces rompe el ciclo repetitivo por un rato.

• Si por algún motivo necesita salir de la habitación y el paciente se queda solo, haga que realice una actividad de entretenimiento que requiera la repetición de un acto, como doblar toallas. Si necesita ausentarse por un tiempo, pida ayuda para que alguien se quede con él. Recuerde que las presencias físicas le confieren seguridad.

• Cuando una respuesta verbal no ayude, un abrazo, un beso, un masaje en el hombro, pueden ser más tranquilizadores que las palabras.

Conductas obsesivas y acusatorias

Algunos pacientes pasan por etapas en las que se vuelven obsesivos en relación con ciertas ideas u objetos, o pueden pasar por estados de suspicacia y acusar a los propios familiares o cuidadores de que les están robando dinero o cosas. Los pacientes guardan sus pertenencias, olvidan dónde las pusieron, insisten que alguien las robó, acusan a cualquiera y aunque éste lo niegue, la idea del robo permanece como obsesión. Esta sensación de ser robados a veces es extensiva a sus relaciones. Creen que su cónyuge los está traicionando o acusan a alguien de que se lo está "robando". La imposibilidad para evaluar la realidad hace que los pacientes, una vez que se obsesionan con alguna idea, es difícil que se deshagan de ella. A veces, cuando uno trata de explicarle y aclararle la situación, el paciente se vuelve más obsesivo e irritable y, en ocasiones, reacciona con agresión.

Sugerencias

- No tome las acusaciones de manera personal. Recuerde que es la enfermedad la que ocasiona los cambios en la personalidad.
- Evite discutir, razonar o negar la acusación que le hace el paciente, así como regañarlo por los objetos perdidos o escondidos. Demuéstrele que sí cree que se le perdió lo que dice. Empatice con su preocupación o enojo, y después trate de distraer su atención con alguna actividad.
- Contribuya a que el motivo de la idea obsesiva desaparezca. Dígale que juntos van a buscar lo perdido. En estos casos se sugiere tener duplicado de monederos, carteras y anteojos. Si se trata de dinero, de ser posible déle billetes de baja denominación o que estén fuera de circulación. Lo importante es que el paciente se sienta seguro al "encontrar lo que perdió".
- Conserve en un lugar seguro, de ser posible bajo llave, documentos legales y artículos de valor con la intención de que no estén al alcance del paciente.
- Observe si puede identificar algo que pudiera desencadenar la conducta obsesiva o acusatoria como lugar, persona u hora del día. Si su observación coincide con alguno de estos factores, cambie la rutina para prevenir estas conductas y distráigalo.
- Investigue si las acusaciones de robo que dice pueden ser ciertas. Algunas veces los pacientes realmente son víctimas de robo y hostigamiento por parte de familiares o cuidadores pagados. En caso que las acusaciones no estén fundadas, explíqueles a los cuidadores cuál es la situación y dígales que confía en su honradez.

Síndrome del crepúsculo

A la fecha no se sabe qué ocasiona el que algunos pacientes, a la hora del ocaso, cuando las sombras de la noche empiezan a aparecer, se sientan más inquietos, inseguros, confundidos y desorientados. A veces, estos síntomas se relacionan con que el paciente siente hambre, trae puestas ropas incómodas o necesita ir al baño. Debido a los cambios en el cerebro, el patrón del sueño se altera y los pacientes pueden permanecer despiertos durante la noche, quieren vestirse y dicen que tienen que ir a trabajar; pueden sentir miedo a la obscuridad o a que los abandonen. También padecen de alucinaciones.

Sugerencias

- Comente con el médico las conductas que presenta el paciente al anochecer para que evalúe si existe alguna enfermedad o si son efectos colaterales de medicamentos que pudieran intensificar el problema.
- Mantenga la habitación con las cortinas o persianas cerradas y una iluminación adecuada. Sombras, luces deslumbrantes o poca luz pueden desencadenar la inquietud o las alucinaciones.
- Quizá sea el momento para propiciar un recogimiento espiritual. Si usted y el paciente son creyentes, rezar algunas oraciones puede ayudar a calmar su desasosiego.
- En caso de que el paciente presente alucinaciones, no lo contradiga ni discuta con él. Trate de comprender sus sentimientos y frustraciones respondiendo de manera sensible a sus necesidades de inseguridad brindándole confianza. (Para mayor detalle, ver el apartado dedicado a la terapia de validación).

- Evite que el paciente duerma durante el día. Trate de mantenerlo físicamente activo, con un plan de ejercicios distribuidos en la mañana, al mediodía y en la tarde, procurando que se acueste lo más tarde posible.

- Si el paciente se despierta durante la noche, acérquese a él llamándole por su nombre, sin hacer mucho ruido o movimientos, e identifíquese usted mismo diciéndole también la hora para ayudarle a orientarse. A veces, recordarle que todavía es tiempo de descansar, lo puede convencer de volverse a dormir.

- Trate de identificar si el paciente tiene hambre. Un bocadillo ligero, un vaso de leche caliente, una taza de té de manzanilla, un masaje en la espalda y piernas o un baño relajante pueden tener efectos inductivos para dormir. Evite que tome café, chocolate o té negro y asegúrese que vaya al baño antes de acostarse.

- En caso de que se le dificulte manejar la inquietud, utilice medicamentos como último recurso. Estos necesitan estar profesionalmente administrados por un médico que conozca de la enfermedad, pues a veces los síntomas empeoran cuando los medicamentos no se manejan en las dosis adecuadas.

Valoración de riesgos

La falta de capacidad del paciente para discriminar y valorar situaciones potenciales de peligro hace que ponga en riesgo su propia seguridad, la de personas que lo rodean e, inclusive, de terceros, como sucede cuando algunos pacientes con capacidades ya deterioradas continúan manejando automóviles y los familiares lo siguen permitiendo.

Sugerencias

- Es importante que los familiares se concienticen de que el paciente ya no puede ni debe seguir manejando. Algunas medidas para disuadirlo pueden ser esconder las llaves, desconectar el encendido o descomponer temporalmente el automóvil.
- Acompáñelo cuando quiera salir. Acceder a que salga solo, aun en los alrededores puede propiciar que en un momento los desconozca y no sepa cómo regresar.
- Póngale una placa o un brazalete de identificación de acero inoxidable en el cuello, muñeca o bolsillo con todos sus datos: nombre, domicilio, teléfono y una anotación en la que se lea: "Persona dañada de la memoria".
- Tenga a la mano fotografías recientes del paciente para que sea fácilmente identificable en caso de extraviarse.
- Mantenga al paciente alejado de cacerolas con agua o aceite hirviendo, cerillos, encendedores, planchas, calentadores, etc., porque son riesgos potenciales para su seguridad.
- Desaparezca de su vista botellas con detergentes líquidos, champús, barnices para muebles y todo aquello que el paciente pudiera confundir con bebidas.
- Mantenga fuera del camino del paciente extensiones eléctricas, taburetes, banquillos, tapetes sueltos u objetos desperdigados en el piso que pudieran ocasionarle una caída. Asimismo, cerciórese de que las agujetas de los zapatos estén amarradas.
- Quite cerrojos de seguridad en el baño y las recámaras.

Deambulación

Éste es uno de los síntomas más comunes de la enfermedad. Puede deberse a una falta de estímulo o actividad o a sentirse aburrido, ir a la búsqueda de alguna persona, lugar u objeto que le reafirme su identidad, o utilizarlo como un mecanismo de defensa para liberar tensiones y estrés por sentirse encerrado, atrapado. Es frecuente que deambule durante la noche ya sea porque duerme durante el día, por incapacidad para distinguir el día de la noche o por desorientación en el tiempo.

Sugerencias

• No trate de detener al paciente que necesita deambular. Intentarlo puede aumentar su inquietud y producirle enojo y frustración. Es mejor permitir que lo haga de una manera segura.

• Acompáñelo en su deambulación. Tranquilícelo diciéndole que siempre habrá alguien a su lado, que no va a dejarlo abandonado y tómelo de la mano o del brazo para hacerle sentir seguridad.

• Establezca una rutina diaria de ejercicio físico, independientemente de las caminatas que hace el paciente en su deambulación. Asimismo, ofrézcale diferentes actividades para hacer.

• Mantenga cerrada con llave la puerta que da a la calle. Instale algún mecanismo de sonido –campanas, espantavientos, móviles de latón o piedra– en la puerta de la recámara del paciente y de la calle para alertarle que tiene intenciones de salir.

• Deje una luz nocturna en la recámara del paciente y en el baño.

• Dele a tomar líquidos para evitar que se deshidrate. Debido al ejercicio continuo para desplazarse, el paciente puede no identificar que tiene sed, se olvida de tomar líquidos y con la deambulación necesita ingerirlos.

- Inspeccione los pies del paciente para ver si los tiene hinchados o con ampollas. Si están hinchados, manténgalo con los pies en alto. Si tiene ampollas, cámbiele los zapatos e inspeccione si el calzado que traía puesto le aprieta o le queda flojo.

Deseos de irse a su casa

Muchos de los pacientes pasan por una fase de "querer ir a su casa", la cual va desapareciendo a medida que la enfermedad avanza. Su origen puede ser cambios de residencia de un lugar conocido a uno desconocido, incapacidad de reconocer su casa actual como su propia casa, exceso o ausencia de actividades. Cuando el paciente expresa que "quiere irse a su casa", lo que está detrás es inseguridad y miedo por los cambios que está experimentando en sí mismo y en su vida. "Su casa", a la que se refiere, puede ser la casa de su niñez, el lugar en donde siente que la vida es más cómoda y segura y la asocia con el deseo de ver a seres queridos que en la vida real murieron hace tiempo, pero que para él están vivos.

Sugerencias

- No contradiga o trate de convencer al paciente de que sus seres significativos ya están muertos, pues es producirle una pena innecesaria. Estimúlelo a que le hable acerca de la persona fallecida o del lugar en el que vivió durante su niñez.
- Salga con el paciente a caminar o a dar un paseo en coche. El hecho de salir, aunque sea por poco tiempo, ayuda, porque al regreso el paciente ya reconoce su casa y se siente seguro.

- Responda a la emoción que está siendo expresada. "¿Te sientes solo?, ¿te gustaría estar con tu mamá?", y ofrézcale seguridad: "No te preocupes, yo estaré contigo, te voy a dar lo que necesitas".
- Distraiga su atención con alguna actividad.

Conductas sociales inapropiadas

A veces algunos pacientes se comportan de manera socialmente inadecuada cuando se desvisten, se levantan la falda, aparecen desnudos o juegan con sus genitales delante de otras personas, conductas por las que los familiares sienten gran vergüenza.

Muchas veces estas conductas se malinterpretan como "sexualmente inapropiadas" y si bien es probable que se refieran a una expresión sexual, también pueden ser expresiones de incomodidad. Quizás el paciente ya no recuerda que se tiene que vestir, o que siente frío y se tiene que cubrir, o que necesita ir al baño, o tal vez la ropa que trae puesta le aprieta o quizás sea una manera de expresar su necesidad de contacto físico o de sentirse vivo cuando no existe otro tipo de estimulación.

Sugerencias
- Procure no reaccionar de manera escandalosa o regañarlo. Recuerde que el daño cerebral hace que pierda el control de sus impulsos. Tómelo suavemente del brazo, condúzcalo al baño o a la recámara y, lo más importante, trate de identificar la necesidad que está detrás de la conducta.
- Dedíquele atención y procure distraerlo platicando con él.
- Si es algo que tenga que ver con la sexualidad y cree que no lo puede manejar, acuda a una ayuda profesional especializada.

Cuando el problema son los otros

Se dan muchos casos en que no sólo las conductas problemáticas del paciente son difíciles de manejar para el cuidador sino que también las visitas de parientes no involucrados en el cuidado diario representan conductas y actitudes problemáticas para el cuidador.

Estas peronas que son perturbadoras, tanto para el paciente como para el cuidador, no saben cómo estar con el paciente, se impacientan, critican, quieren imponer su punto de vista, insultan, hacen ruidos y escándalos. Si conviven con el paciente lo humillan, no lo toman en cuenta, están de mala gana y ya sea que habiten o no en el hogar, no ayudan en ningún aspecto: práctico, emocional y económico. En pocas palabras, no tienen comprensión hacia el cuidador y hacia la situación y no muestran ninguna compasión para el paciente.

Este problema de terceros es necesario manejarlo de una manera objetiva.

Sugerencias

• Establezca límites. Si estas personas tienen comentarios negativos y únicamente critican, ven fallas y "ellos lo harían de manera diferente", proteja su territorio y protéjase usted mismo como cuidador siendo asertivo. Sin dejar de ser realista, haga que su comunicación sea clara, específica y lo más positiva posible. Dígales que sus observaciones y opiniones son aceptables siempre y cuando sean efectivas e impliquen ayuda, compromiso y cooperación. Ayúdelos dándoles información de lo que usted observa que puede beneficiar al paciente. Dígales que la información la pueden ampliar leyendo los libros especializados en la enfermedad y asistiendo a los grupos de apoyo para que adquieran otra visión y hacer que se conviertan en presencias constructivas.

- En caso de que estas sugerencias no hagan eco por la postura negativa de los familiares y usted crea que son más perjudiciales que benéficos para el paciente, fije sus reglas y, si es necesario, prohíba las visitas si tiene la facultad para hacerlo. Si piensa que su autoridad no tiene validez o queda sin efecto, busque ayuda en otras instancias. Recurra a algunos miembros de la familia que sí tengan el poder, o quizás con ciertas personas que aunque sean ajenas a la familia estén interesadas en cooperar y puedan tener influencia en ellos. O, si lo cree necesario, acuda a instituciones oficiales si la seguridad y el bienestar del paciente están en juego.

Aspectos financieros y legales

Llegará el tiempo en que el paciente ya no pueda participar en las decisiones para manejar su dinero, pertenencias, propiedades o negocios. Si bien sus capacidades no las pierde de la noche a la mañana, es importante y necesario que los hijos o cónyuges no tengan miedo de estos temas y puedan arreglar lo más pronto posible todos los asuntos financieros y legales para proteger el patrimonio familiar.

Sugerencias

- Si es usted el familiar responsable, asesórese con un abogado o notario de los trámites que se necesitan hacer para que el paciente, aun cuando ya presente algunos síntomas, pero todavía conserve capacidad legal, pueda dar a tiempo su consentimiento y firma a quien designe, para otorgarle un poder notarial y que esta persona se encargue de la administración de sus bienes.

- Si el paciente tiene cuentas de ahorro, certificados de depósito, pólizas de seguros o pensiones de retiro, trate de que haya algún beneficiario como otra opción aparte de la del paciente, para que también se pueda disponer de esos valores y no correr el riesgo de perderlos.

- Asegúrese usted mismo de que su propia situación legal también esté en orden, previendo cualquier eventualidad en caso de que usted enfermara o falleciera, de manera que, con sus disposiciones, el paciente quede protegido.[91]

Cuidar a un paciente con la enfermedad de Alzheimer y enfrentar día a día conductas impredecibles representa un gran reto y una labor titánica para los cuidadores. A pesar de todas las sugerencias aquí comentadas, hay que tomar en cuenta que no existen fórmulas mágicas, pero si se piensa más que nada en el bienestar del paciente y en que es más importante la comprensión que el problema –comprensión para su situación, para su manera de ser y actuar, para su propia historia– puede ayudar a que, aunque continúen los problemas, unos se puedan solucionar, otros se puedan prevenir y algunos puedan ser menos graves.

---

91 Sugerencias combinadas de:
   Chris, Loy, Bob Woods, *Caring for the Person with Dementia: A guide for families and other cares,* Alzheimer's Disease Society, London, 1991.
   Robinson, Anne, Beth Spencer, Laurie Withe, *Understanding Difficult Behaviors: Some practical suggestions for coping with Alzheimer's Disease and related illeneses,* Geriatric Education Center of Michigan, Eastern Michigan University, Ypsilanti, Michigan, 1992.
   Jee, Maggie, Liz Reason, *Who Cares? Information and support for the carers of confused people,* Health Edication Authority, Hamilton House, Mabledon Place, London, 1992.
   Y de observaciones personales.

DE LA FAMILIA Y EL PACIENTE

Sin que me haya tocado vivir con los pacientes el principio de su enfermedad, he sido testigo de cómo los familiares generalmente relatan que tanto ellos como su ser querido experimentan un desconcierto inicial con los lapsos en la memoria que aquél va experimentando. Atribuyen una justificación para los olvidos a alguna situación de estrés experimentada previamente, ya sea por el deceso de un familiar o alguna intervención quirúrgica hasta que, de forma gradual e inexorable, primero desaparecen los eventos recientes y a medida que la enfermedad avanza, los recuerdos de los eventos lejanos también desaparecen. La persona con todo tipo de confusiones empieza a vivir lo que una paciente de manera acertada llamó "un laberinto" del cual trata desesperadamente de hallar una salida y cada vez encuentra más obstáculos. Cuando puede encontrar una salida se tranquiliza por un rato, hasta que otra vez empieza su peregrinar entre olvidos y confusiones, tratando de mantenerse adherido a una pista, quizás la única de la que se puede sostener por un tiempo mientras encuentra otra que la sostenga, y así sucesivamente.

También he sido testigo de que existe un tema doloroso y constante en cada una de las historias privadas que me habla del desconocimiento, la perplejidad, el asombro, el desgarre, el desmoronamiento y la separación que sufren las familias al enterarse de que un ser querido padece una enfermedad progresiva, deteriorante e incurable, para la cual todavía no hay alivio a nivel científico, hasta el momento de escribir este trabajo. Pero también soy testigo de que, al ir adquiriendo conocimientos e información, los familiares han podido vivir mejor porque este tema, doloroso también, lo han convertido en logros de experiencias vitales, tanto para su unión y fortaleza como para su crecimiento humano y espiritual.

He visto que frente a una enfermedad como ésta, en que la vida los pone de repente en situaciones inesperadas e insospechadas, se modifican sus prioridades, conductas, actitudes y valores. Que muchas veces les es difícil reconocer que su ser querido está cambiando, pero que llegan a aceptarlo no como la persona que fue, sino como la persona que está siendo cada día. He observado que se sienten avergonzados de tener un familiar con una enfermedad demencial y con conductas absurdas, queriendo mantenerlo oculto para el mundo; pero también he notado que, al lograr entender las causas que originan que no se comporte como la persona sana que desearían que fuera o que les gustaría que siguiera siendo, su nivel de vergüenza disminuye. También sucede que creen no poder tener la fuerza suficiente para enfrentar los deterioros, pero suele acontecer que aprenden a enfrentarlos, sabiendo que están haciendo lo mejor que pueden dentro de sus limitaciones. He presenciado que se llegan a sentir despreciables y con un gran sentimiento de culpa por atreverse a tener pensamientos que no son socialmente aceptados, pero que también, cuando se atreven a compartirlos y los demás confiesan lo mismo, su culpa baja porque se dan cuenta que es humano tener estos pensamientos tomando en cuenta su situación.

Lo anterior me ha llevado a concluir que el manejo de la enfermedad de Alzheimer para los familiares es difícil y complejo. Es importante y necesario que tengan una comprensión más profunda de lo que les sucede, y que las propuestas del enfoque humanista existencial, una vez mas, les pueden ir dando respuestas que les ayuden a entenderse más a sí mismos.

Incertidumbre y angustia

Existe un estado de incertidumbre angustiante que flota en el ambiente cuando tanto el paciente como los que lo rodean, se percatan de que algo anda mal y no pueden explicarlo ni definirlo, pero tarde o temprano llega el momento en que es necesario acudir al médico y surge el dilema ¿Decirle o no decirle...?

El doctor Federico Ortiz Quesada,[92] médico mexicano y autor de numerosos artículos y libros en los cuales muestra su preocupación por los estratos profundos de la ciencia médica, del humanismo comenta: "¿Qué persona no ha experimentado el miedo de escuchar algún día un diagnóstico como cáncer, síndrome de inmunodeficiencia adquirida o enfermedad de Alzheimer?" Probablemente para los médicos, una de las responsabilidades más delicadas, complejas y dolorosas que tienen que enfrentar sea la de decirles a sus pacientes un diagnóstico de enfermedad mortal, terminal o de demencia irreversible.

En el caso de la enfermedad de Alzheimer, una vez que el diagnóstico es confirmado, surge el dilema para el médico involucrado, así como para los miembros de la familia, acerca de si decirle o no a la persona, que padece una enfermedad deteriorante, irreversible e incurable. Este dilema aparece, porque a la persona no se le puede ofrecer ninguna esperanza de una terapia efectiva para detener o curar la enfermedad.

---

92 Los fragmentos entrecomillados pertenecen a un artículo del doctor Federico Ortiz Quesada titulado "La verdad en medicina", publicado en el periódico *Excélsior*, hace algunos años.

Asimismo, el doctor Ortiz Quesada nos dice:

"Cada vez que un médico establece un diagnóstico de muerte, de enfermedad terminal, de incapacidad física o mental, enfrentará una dramática disyuntiva moral y debe, lo quiera o no, tomar una decisión. Para tomarla el médico considera diversos factores: la certeza del diagnóstico, la edad del paciente, su estado mental y las perspectivas específicas que en el corto o largo plazo ofrece la ciencia médica para el tipo de enfermedad en especial.

"En el caso de la enfermedad de Alzheimer, en sus primeras etapas, el médico, basado en la evidencia de los estudios, deberá decir a su paciente que presenta un caso probable o posible de Alzheimer. A través de exámenes periódicos donde se vaya percibiendo la pérdida progresiva de la memoria, el diagnóstico será más claro ya que la certeza sólo se logra a través de la autopsia cerebral.

"Otro factor que hay que considerar es la edad de la persona puesto que si se trata de un adulto no se puede perder de vista que el médico está frente a un ser responsable que toma decisiones y elabora sus juicios a partir del irrefrenable derecho a ser informado. Los pacientes con la enfermedad de Alzheimer, mientras conservan capacidad de decisión, tienen derecho a disponer cómo será el manejo de su enfermedad, cómo desean arreglar sus asuntos y su muerte, y cómo planear su vida antes de que lleguen a estar incapacitados.

"Otro elemento básico que debe ser conocido previa y suficientemente es el estado de salud mental en que se encuentre el paciente. Si éste ha manifestado signos de alteraciones psiquiátricas o depresión profunda, decirle la verdad en su estado podrá resultar contraproducente." En el caso de la enfermedad de Alzheimer es necesario hacer una evaluación cuidadosa y detallada de las condiciones emocionales de las personas que, aun cuando tienen la capacidad de entender su enfermedad, eso mismo hace que estén más propensas al suicidio.

"El último factor es en relación con las perspectivas específicas que en el corto o largo plazo la ciencia médica ofrece. En el caso de la enfermedad de Alzheimer es desalentador en cuanto a que no existe prevención ni curación en un futuro inmediato aunque algunos síntomas pueden ser tratados.

"Aunque al médico se le exige honestidad como un requisito fundamental para el ejercicio de su práctica profesional, la realidad muestra otra cosa: con frecuencia, en el caso de enfermedades mortales, el diagnóstico se oculta o se deforma.

"Dentro de la práctica médica el deseo de ocultar la información quizá se deba a que al médico le duele el dolor ajeno, o teme provocar dolor o depresión; tal vez en otros casos le tiene miedo a la confrontación humana, a la rabia que pueda provocar, o quizá tema perder al paciente.

"También sucede que, una vez conocida la información, a veces es el enfermo, a veces es la familia, quien quiere ocultar el diagnóstico.

"La dificultad con que se encuentran los médicos para informar del diagnóstico al paciente es cuándo y cuánto se les debe informar sobre el impacto total de la enfermedad. Algunas personas voluntariamente buscan el diagnóstico cuando sienten que "algo anda mal" en ellas, pero se muestran renuentes a decirles el resultado a la familia. Esta actitud conduce a una situación diferida de dolor innecesario porque, por un lado, los familiares tarde o temprano se dan cuenta y, por otro, cuando ignoran el diagnóstico mantienen una relación conflictiva con la persona enferma, aduciendo que sus conductas extrañas son hechas con toda intención de molestar.

"Cuando es la familia la que se opone, sostienen que el decirle la verdad le ocasionará más daño que bien. Tienen el temor de que si la persona está lo suficientemente consciente para entender el diagnóstico, podría suicidarse o sufrir alguna reacción catastrófica al enterarse de la noticia.

"Cuando una persona busca orientación médica, la información que se le puede proporcionar va a depender del grado de avance que tenga la enfermedad y de qué tanto quiera saber. La comunicación de información dolorosa es una situación difícil tanto para el médico como para el paciente. Sin embargo, al paciente no se le puede negar "el derecho a saber todo lo que necesite saber, todo lo que se le pueda comunicar con respecto de su propia vida o de su propia muerte. Negar esta realidad significaría negar a la persona humana que está frente al médico, significaría volverlo una cosa..."

"Escuchar y preguntar, no sólo explicar, son factores clave para dar noticias dolorosas. Las mejores intenciones del médico para dar información clara y precisa pueden llevarlo a equivocaciones si no tiene una comprensión del paciente en cuanto a lo que entiende, a lo que le preocupa y a lo que quiere saber. "Muchas veces no hay que decir mucho, sólo demostrar que se está dispuesto a hablar y el paciente dirá mucho más. El poder enfrentar la enfermedad poco a poco y con suavidad puede ser el comienzo de un tratamiento exitoso que involucre a los pacientes en pláticas acerca de su futuro".[93]

---

93 Cohen y Eisdorfer, *op. cit.*, pp. 60-61.

¿Por qué es importante que el paciente conozca el diagnóstico?

Porque cuando el diagnóstico se hace en las primeras etapas de la enfermedad, los pacientes están en las mejores condiciones de hacer frente al impacto de la misma y para tomar decisiones acerca de su vida futura.

En las primeras etapas de la enfermedad, muchos pacientes se sienten urgidos de hablar acerca de lo que significa la enfermedad para su futuro y para su familia. Quieren tener la información para tomar decisiones en relación a lo que les está sucediendo y quieren estar involucrados en los planes para enfrentar los cambios que van a tener en sus vidas.

La persona tal vez necesite tomar decisiones con el fin de que la vida continúe como crea conveniente una vez que su memoria empeore y ya no tenga la capacidad de recordar. Si es creyente, podrá poner su conciencia en paz con Dios y con el prójimo. Si no lo es, con las ideas y creencias que cada una tenga. También podrá tener la oportunidad de disponer de sus bienes y cosas materiales, de reconciliarse con sus semejantes, de decidir responsablemente acerca de sus finanzas, de su albedrío y de cómo desea ser cuidado a medida que la enfermedad avance y llegue a ser más dependiente. Y tal vez todavía le quede tiempo para poder llevar a cabo proyectos y anhelos no realizados hasta entonces.

¿Cómo se le dice a una persona que tiene la enfermedad de Alzheimer o algún padecimiento similar? No es posible recomendar una forma única; sin embargo, se puede buscar una manera adecuada de acuerdo con las circunstancias, porque esta información es manejada por el médico, la familia y el paciente en forma individual. Lo importante es ser honestos con las personas e informarles, hasta donde sea posible, acerca de la naturaleza y el desarrollo de su enfermedad, ratificarles la buena voluntad de los médicos y familiares para brindarles ayuda y expresarles y hacerles sentir que continuarán amándoles a pesar de los daños de la enfermedad, por lo que fue y sigue siendo, una persona humana.

Reconocimiento de la identidad personal

Cuidar a alguien con la enfermedad de Alzheimer requiere que se le reconozca su identidad personal, así como ver por sus necesidades como si fueran las nuestras...

Si bien la mayoría de los seres humanos compartimos aspectos similares –biológicamente somos iguales–, entre los miles de millones de seres que hay en el mundo no existen dos personas que sean exactamente idénticas. Tanto nuestras huellas digitales como nuestras características peculiares son las que nos hacen ser singulares frente a los demás. Cada uno de nosotros vive de determinada manera, hace un trabajo personal, tiene intereses específicos y se relaciona con las personas y las cosas de una manera especial. Todas estas áreas tienen la particularidad de que les imprimimos nuestro sello personal, y saber que hacemos las cosas en forma diferente nos hace sentir satisfechos y únicos.

Cuando las capacidades, habilidades y aptitudes de la persona con la enfermedad de Alzheimer están desapareciendo, es muy importante saber que tiene un núcleo de identidad personal y que, aun cuando vaya desapareciendo su percepción de lo que le rodea, está un *self*, un sí mismo, que lo ha identificado en forma única en su manera de manifestarse. Reconocérselo es fundamental, porque sabemos que el proceso de la enfermedad implica una lenta pero irrevocable pérdida de habilidades y, finalmente, la pérdida del *self*. Esta pérdida del *self* se refiere a la pérdida de la conciencia de sí mismo, a la pérdida de poder decirse a sí mismo y manifestarse a los demás como "yo soy yo y soy único", y pese a esta imposibilidad de transmitirlo, dentro de su mundo interno, su mundo de sueños, su mundo espiritual, al cual no tenemos acceso, sigue existiendo un nivel muy profundo de su esencia, de su ser persona.

La lenta desintegración de su personalidad requiere de los familiares estar sensibles a los cambios que va experimentando la persona, tanto en su *self* como en su percepción, su capacidad de darse cuenta y su autoestima. Sensibilizarse con estos cambios, tratando de satisfacer sus necesidades, centrarse en las capacidades que todavía permanecen y las actitudes que tengan para aproximarse y comunicarse, hará que su ser querido siga manteniendo su sentido de identidad hasta que eventualmente desaparezca.

También para los familiares es preciso que consideren este conocimiento de su propio sentido como personas, de esta noción de su propio *self*, para cultivar fortaleza, seguridad, consistencia, permanencia, creatividad o posibilidad de cambio.

El familiar no sólo es un cuidador o una esposa obediente, también es una persona y aquel a quien cuidan no nada más es un paciente o un ser incapacitado, sino también una persona. Aproximarse a ir descubriendo esta conciencia de sí mismo puede darse a través del encuentro con la belleza, ya sea de la música, de la lectura o de la naturaleza; a permitirse escuchar, ver, tocar a alguien o permitirse ser escuchado, mirado o tocado por otro, creando vínculos humanos; a escuchar el diálogo de las voces internas y tener la posibilidad de maravillarse o cuestionarse acerca de la grandeza o pequeñez del propio ser ante el universo o aún, ante experiencias catastróficas como la guerra, la muerte o la enfermedad, las cuales aunque no son deseables porque son situaciones extremas de dolor, pueden convertirse en medios para encontrar un significado, un sentido de vida.

Acercarse a estas posibilidades de encuentros con uno mismo posibilitará encuentros más reales, más profundos y más plenos con los demás. Tener en nosotros esa conciencia del *self*, tanto del paciente como el propio, nos ayuda a sensibilizarnos y fortalecernos para proveer un mejor cuidado.

Participar en la tarea de ayudar a que el paciente recupere un sentido de dignidad, respeto, aprecio, aceptación y valoración, es reconocer que detrás de este paciente está un ser humano que debe ser tratado como tal independientemente de que su personalidad esté cambiando por efecto de una enfermedad. Tenemos que recordar que, a pesar de sus incapacidades, los pacientes continúan siendo, en lo individual, una persona con las mismas necesidades que nosotros.

Así como necesitamos estar alimentados, protegidos del frío, calmar nuestra sed, descansar... ellos también lo necesitan; como necesitamos sentirnos seguros, en ambientes y con personas familiares, conocidas... ellos también; como necesitamos ser vistos, oídos, comprendidos, reconocidos, acariciados, apreciados, tomados en cuenta... ellos también; como necesitamos ser tratados por los demás como personas para que seamos todo aquello que podamos ser... ellos también. Es esta actitud empática, esta aceptación positiva incondicional y el reconocimiento de sus necesidades lo que nos permite estar cerca, confiriéndoles un sentido de dignidad y valoración.

Importancia del presente

Los que rodean a una persona con la enfermedad de Alzheimer requieren vivir en la inmediatez del tiempo...

A medida que la enfermedad avanza, el paciente estará cada vez más impedido para disfrutar la vida, para apoyarse en sus recuerdos o para planear qué quiere hacer durante el tiempo que le queda, porque para él el tiempo está suspendido y ya no depende ni de un pasado ni de un futuro sino de un presente cada vez más incierto y enigmático.

Que los familiares puedan estar abiertos a la experiencia les posibilitará, a su tiempo y a su ritmo, aceptar esta realidad prolongada, difícil y de mucho sufrimiento; también les ayudará a poner énfasis en el presente, en lo que todavía está, en las capacidades que aún permanecen en su ser querido y disfrutarlas porque no sabemos cuánto tiempo las van a conservar y sí sabemos que van a ir desapareciendo. Centrarse en el presente hace que el cuidado sea más realista y menos angustioso.

Muchas veces los familiares manejan la situación de una manera más difícil y agudizan su sufrimiento al no aceptar las condiciones actuales porque tienen los recuerdos vívidos de cuando su ser querido estaba sano y era alegre, bondadoso, inteligente, cariñoso, bromista y conversador; o se angustian porque temen que puedan ocurrir de una sola vez y de inmediato todas las complicaciones y problemas posibles que la información plantea. Sin embargo, es importante saber que en la vida diaria no ocurre "todo" lo posible, ya que las variaciones individuales de la persona enferma harán que cada caso tenga su propio curso.

Cuando los familiares aceptan que su ser querido ha cambiado, los recuerdos vívidos acerca de cómo era la persona pueden ayudar a que se sientan reconfortados por el tipo de vínculo afectuoso y cercano que existió entre ellos antes de la enfermedad y que, gracias a esto, también pueden hacer más llevadero el sufrimiento y recuperar un sentido de acercamiento para un mejor cuidado.

En algunos casos hay recuerdos que no son agradables. Cuando no existió una relación positiva y cercana, se requerirá un esfuerzo distinto de voluntad, quizás extraordinario, para que el familiar que cuida, a partir de la reflexión sobre su propia estima, su valor, su capacidad de dar y su generosidad, sepa que el paciente lo necesita, independientemente de lo accidentada o negativa que haya sido la relación. Aun con todo esto, se ha visto que el familiar genera un cambio de actitud hacia ese ser humano indefenso, desvalido, incapaz de ver por sí mismo y que, gracias al esfuerzo, disposición y voluntad para atender al paciente, la experiencia de cuidado lo ha enriquecido, aumentando su valía como persona.

También existen casos en que la relación entre el paciente y el familiar fue tan problemática y difícil que resulta imposible rescatarla para otorgar cuidado. En estas circunstancias, lo mejor es llevarlo a una institución y efectuar los trámites necesarios para que el paciente sea cuidado por una persona ajena al núcleo familiar. De esta manera, el familiar estará haciendo lo mejor, ya que es una forma de preocuparse, de mostrar interés, de proporcionar cuidado de una manera realista por la persona enferma y será lo más acertado para ambos.

Soledad

Hablar de la enfermedad de Alzheimer es hablar de aislamiento... abandono... soledad... tanto del paciente como de la familia a nivel personal y a nivel social.

Conforme avanza la enfermedad, el paciente se siente cada vez más aislado y, quizás, no tomado en cuenta. Puede ser que él mismo se aísle debido a su deterioro; puede ser que los familiares lo aíslen por vergüenza o por no saber cómo relacionarse con él; puede ser que los amigos se alejen. Tal vez son éstos los momentos en que la familia se da cuenta de cuán frágiles o firmes han sido sus relaciones. En su mayoría, estas personas evitan estar ahora con el paciente, le rehuyen, se alejan, se tornan invisibles, sin explicaciones, sin discusiones, sin comentarios pero como una realidad presente, dolorosa y decepcionante no acuden las personas en las que confiaban y, tanto el paciente como la familia sienten una gran soledad.

Estas experiencias de soledad, tanto del enfermo como de los familiares, son circunstancias sobre las cuales no se tiene mucho control. En el caso del paciente, no se puede obligar a nadie a que permanezca con él si no existe la comprensión, y conocimiento sobre la enfermedad. El problema es de actitud, presencia y conciencia. Cotidianamente vemos que compartir alegría y placer es fácil; compartir dolor y sufrimiento no lo es. Son sentimientos que asustan porque cultural, social, familiar e individualmente se nos ha educado para suprimir el dolor, ya sea el propio o el ajeno, y el resultado es separación, falta de contacto y soledad, con uno mismo y con los demás.

❖

Quizás quienes más resienten la soledad son los cónyuges porque se ven forzados a enfrentar el hecho de que sus vidas han cambiado en aspectos básicos. Se enfrentan no sólo a un aumento de responsabilidades, sino también a la pérdida del apoyo y la compañía emocional que tuvieron en el pasado. Con el tiempo van dejando de tener una pareja para compartir la vida afectiva, sexual y social; dejan de tener el apoyo de una pareja con la que solían platicar, confiarle sus deseos, esperanzas y proyectos. La relación cambia, y ya no estará el cónyuge dispuesto a realizar aquellas actividades que solían hacer para que ambos sintieran la vida más agradable. Aceptar la realidad de la enfermedad e ir aceptando las limitaciones que el cónyuge va presentando es enfrentarse a un gran vacío, a una terrible soledad en la que, aunque esté físicamente, ya sus condiciones no están para brindar la compañía y la protección emocional que solían otorgar.

Las capacidades que primero se ven afectadas en el paciente son la memoria y el pensamiento, no sucediendo así con las emociones y las habilidades para sociabilizar.

Frecuentemente, las personas con alguna o varias demencias pueden cantar después de que perdieron la capacidad de hablar y pronunciar oraciones largas. Como característica conservan su sensibilidad emocional mucho tiempo después de que sus funciones intelectuales estén severamente dañadas. Sus sentimientos y la capacidad para sociabilizar continúan presentes aún cuando ya no puedan racionalizarlas. Es importante descubrir esto y darles compañía, afecto, disposición para estar con ellos y realzar su calidad de vida, porque aunque sus habilidades para hablar están deterioradas, internamente están percibiendo ese bienestar aun cuando los que estén a su lado no se percaten, pues algunos pacientes, aun en etapas avanzadas, lo manifiestan externamente con sonrisas, brillo en la mirada o lágrimas.

Los familiares necesitan estar conscientes de esta situación y asumir la responsabilidad de transmitirles a los amigos y familiares lo importante que es que continúen cerca del paciente, que se le siga otorgando un trato lo más normal posible, lo significativo que es mantener los lazos afectivos, así como reconocerles que su presencia es valiosa porque ayuda a repartir la carga. Invitarlos a los grupos de apoyo y ofrecerles lecturas para compartir la información acerca de lo que es la enfermedad, de los cambios que se van a producir, del gran desgaste físico y emocional que les representa el cuidado, hará que estén mejor preparados para ayudar y apoyar tanto al paciente como a ellos mismos.

❖

Desgraciadamente, también sucede que, aun contando con toda la información posible, las amistades y los familiares se alejan y no quieren saber nada ni de la enfermedad ni del paciente ni de la familia. En estos casos únicamente se responsabilizan unos cuantos familiares; está *fuera de su control* poder evitar este rechazo o abandono, y se quedan con la sensación de que *tienen que* permanecer al cuidado de su ser querido. Frente a estas situaciones, los familiares que *se quedan* tienen la posibilidad de reflexionar sobre las expresiones *tengo que* y *decido y quiero*. En la primera hay una sensación de obligatoriedad, de exigencia, de imposición desde afuera que los llevan a vivir con resentimientos y enojo por mucho tiempo. En la segunda puede ayudarles, como una opción muy personal, que se den la oportunidad de responder a estos acontecimientos con la expresión "decido que" o "elijo esto" con una conciencia de optar por una actitud amorosa, libre y responsable que los puede llevar a vivir con una sensación de satisfacción por su decisión, además de una disminución de su carga emocional. Una solicitud amorosa, libre, consiste en decidir cada día que voy a estar con el paciente, por lo que fue y sigue siendo, un ser querido digno y valioso a pesar de que otros se hayan alejado y no cuente con el apoyo que hubiera deseado. Cuando se puede optar por una decisión propia, también se puede encontrar un sentido de vida a la experiencia de atender a su ser querido enfermo, dándose la oportunidad de agregar calidad y dimensión humana a su existir.

❖

Por otro lado, el abandono y aislamiento por parte de los demás se sienten de una manera más intensa porque el familiar que cuida, como individuo, pasa por la experiencia existencial de saberse profundamente solo. Esta soledad existencial, que nos toca a todos y que nada tiene que ver con la situación del enfermo porque es parte de la condición humana, se agudiza de una manera terrible y hace que el que acompaña se sienta más solo.

Algo que nos puede reconfortar en esta soledad es pensar que si bien la presencia y el amor de nuestras relaciones enriquecen nuestras vidas, cada experiencia vital es una experiencia de soledad, ya que nadie puede experimentar de igual manera nuestros mundos únicos y personales de sentimientos, emociones, actitudes, pensamientos, esperanzas, fantasías o recuerdos.

Cuando nos permitimos poner distancia de los acontecimientos y podemos valorar esta experiencia de soledad existencial en medio de la soledad de la experiencia de la enfermedad, podemos entonces mirar dentro de nosotros mismos, escucharnos, poner atención a nuestros sentimientos, aprender a confiar en nuestros propios recursos, y hacerlo desde nuestro yo profundo como centro de decisión y dirección en nuestra vida, en lugar de permitir que las circunstancias o las expectativas de los demás determinen y decidan el curso de nuestras vidas; con ello nos fortaleceremos y resurgiremos con una experiencia sorprendente y nueva de confianza para sobrellevar las situaciones adversas.

Valorar y aceptar esta soledad puede ser un medio para descubrir un encuentro auténtico con uno mismo, para hallar una vida esencial y profunda, para encontrar al paciente y a los demás con nuevas posibilidades de amor y de ternura.

❖

Cuidar a un ser querido que padece la enfermedad de Alzheimer es una experiencia que demanda muchos recursos físicos y emocionales. La atención que requiere el paciente y el cansancio experimentado por el familiar hace difícil que éste tenga tiempo para su vida personal, social, recreativa y, por lo mismo, se aísla.

Ya vimos lo indispensable que es que los familiares rompan con su aislamiento y traten de conseguir ayuda para atender y cuidar al paciente, porque éste no es el único que tiene derecho a recibir apoyo, comprensión y aliento. Necesitan recurrir a familiares, vecinos, amigos o profesionales para poner distancia del enfermo y darse tiempo para pasar algún rato a solas, estar con amigos, asistir a espectáculos, museos, caminar o hacer las actividades que le proporcionen el alivio, la distracción y la diversión que tanta falta les hace. Es necesario procurarse estos cambios, estas válvulas de escape, estos momentos de alivio cuando se cuida a un enfermo, pues son necesidades que no dejan de existir.

Salir del aislamiento, tener conciencia de las necesidades propias, alejarse del enfermo y ubicarse en esta realidad es fundamental para soportar la experiencia de vivir con una persona con Alzheimer.

Culpa y perdón[94]

> *Cuidar y ver por un ser querido con la enfermedad de Alzheimer es enfrentarse a enojos, vergüenza, culpas, cansancio... es también la posibilidad de liberarse a través del perdón.*

La experiencia de una situación crónica de enfermedad hace que los familiares que tienen a su cargo el cuidado de un ser querido sean presa de sentimientos diversos. Reaccionan con furia por ser los miembros de la familia a quienes les toca la mayor parte del cuidado; con enojo hacia los demás porque éstos no tienen intención de prestar más ayuda; con molestia hacia el paciente por las conductas difíciles que tienen que tolerar; con rabia hacia Dios o al destino por haberles tocado "esto". Reaccionan con sentimientos de vergüenza porque el paciente mantiene comportamientos socialmente inaceptables frente a otros y esto hace que se sientan humillados, porque se imaginan que los demás piensan que su ser querido está loco o porque creen que los demás los critican por no otorgar un cuidado adecuado.

---

94 Algunas de las ideas expresadas en este apartado provienen de un curso impartido en el Centro de Desarrollo y Comunicación, S.C., México, D.F., por la maestra Rosa Larios N.

Se sienten culpables por cómo trataron a la persona antes de saber que padecía una enfermedad; culpables por todavía exasperarse y perder control sobre la situación y sobre el paciente; culpables por renegar de su responsabilidad; culpables por sentirse avergonzados; culpables por querer tiempo libre; culpables porque muchas veces no pueden cuidar a su cónyuge o progenitor y, por necesidad, lo internan en alguna institución; culpables por sentirse culpables; culpables por hacer o decir, o por no haber hecho o dicho...

Si bien todos estos sentimientos son humanos y comprensibles en virtud de la experiencia por la que los familiares están atravesando, necesitan darse cuenta que son personas con necesidades e intereses propios, que requieren ser apoyados con información para ayudarles a retener su propio sentido de identidad, y no sentirse confundidos con conductas e intenciones de las que no son directamente responsables.

❖

La experiencia de cuidar cotidianamente a un ser querido es compleja y demandante; requiere, entre otros, atributos de una paciencia como la de Job y de la presencia continua de un ángel para estar las 24 horas con buena disposición, pero como los familiares del paciente ni son como Job ni son ángeles necesitan reconocerse a ellos mismos como personas humanas, por lo mismo, limitadas e imperfectas. Muchos familiares se exigen demasiado y se sienten culpables porque piensan que no tienen derecho a distraerse y dedicar un tiempo a ellos; suponen que es un tiempo que le quitan a su ser querido, o creen que las necesidades del paciente son más importantes que las de ellos. Tener estas creencias es vivir de una forma irreal, porque ellos también requieren de distracción y de satisfacer sus propias necesidades. Se les hace difícil verse a ellos mismos como merecedores de ayuda para poder disfrutar la vida cuando su ser querido está perdiendo todo. Así, suelen considerarse malos, egoístas y culpables y pierden de vista que es tan importante para el paciente como para el familiar, no descuidar su salud física y emocional.

Considero que la culpa es muy relevante en el manejo de la enfermedad y en la salud emocional del familiar porque es un sentimiento que consume una gran cantidad de energía y este desgaste lleva a una sensación dolorosa; por un lado, de no hacer y ser lo suficientemente adecuado por más esfuerzos que realice y, por otro, es una sensación que fatiga, paraliza la vida y crea conflictos que alejan de aquellos a los que aman.

Algunos de los sentimientos de culpa que sentimos cuando somos adultos se originan en la infancia, por mensajes recibidos de parte de nuestras personas significativas (padres, maestros) cuando nos impusieron numerosas limitaciones hacia nuestro hacer, hablar o actuar o cuando nos sobreprotegieron demasiado y nos impidieron explorar, descubrir y equivocarnos por nosotros mismos. En ambos casos, el mensaje que recibimos fue que no éramos lo suficientemente valiosos y nos fuimos sintiendo culpables, avergonzados, devaluados por no haber sido lo perfecto que hubieran deseado que fuéramos o por no llenar sus expectativas por más esfuerzo que hiciéramos. Otras veces, nuestros padres nos hicieron llegar mensajes acerca de lo mucho que hicieron por nosotros, de cómo se sacrificaron por nuestro bienestar y llegamos a creer que éramos los causantes de toda su infelicidad y desgracia.

Conforme pasa el tiempo, cuando algo malo acontece, ya sea a nosotros o a personas significativas que nos rodean, surgen los sentimientos experimentados en la niñez y, de manera instintiva, seguimos creyendo que somos los causantes de las catástrofes, entre ellas, "que podemos ocasionar que un ser querido contraiga una enfermedad, un mal como la enfermedad de Alzheimer".[95]

Todo este tipo de manejos que hacen nuestras personas de autoridad cuando somos chicos y muchas veces cuando ya somos adultos, son manipulatorios y generadores de culpa, por querer conseguir lo que ellos quieren o necesitan para su comodidad y protección y, a veces, con una intención equivocada de hacernos bien o, simplemente, por ignorancia acerca de cómo educarnos porque era lo mejor que podían hacer.

Otro elemento importante para provocar estos sentimientos de culpa, es una baja autoestima (lo que sentimos, creemos y valoramos de nosotros mismos) y no poder generar la habilidad de ser asertivos (la capacidad de defender nuestros derechos respetando los derechos de los demás) en nuestras conductas; o nos sentimos culpables por ser como somos o por no ser lo que debemos ser según los demás, o por ser como debemos ser según los demás y nosotros no tomarnos en cuenta.

En términos generales, podemos decir que la culpa es una sensación de remordimiento que sentimos cuando percibimos, de acuerdo con normas y valores propios o ajenos, que hemos hecho algo mal, que hemos hecho un daño a otro, o nos hemos hecho daño a nosotros mismos. A veces, este daño a nosotros mismos no es porque hayamos hecho algo mal, sino porque en el transcurso de nuestro desarrollo no hemos incorporado una autoestima sana. La valoración que hacemos de nosotros mismos es en mínima escala y no nos reconocemos

---

95 Testimonio expresado en el Grupo de Apoyo del Hospital "Adolfo López Mateos", México, D.F.

como personas capaces, significativas y con logros propios. Experimentamos culpa por ser la clase de personas que somos; por haber nacido con menos salud, belleza, inteligencia o riqueza económica de lo que hubiéramos deseado o, a la inversa, por ser sanos, bien parecidos, cuasi genios o tener recursos económicos abundantes frente a un mundo que a veces carece de esto. Y el problema no es qué somos, sino qué hacemos con lo que percibimos y sentimos que somos.

Si nuestra autoestima es baja, se interpone en forma negativa para el cuidado de nuestro ser querido porque nuestras percepciones llegan a ser el marco habitual de referencia dentro del cual actuamos y reaccionamos, y si no nos aceptamos a nosotros mismos o nos consideramos poco valiosos, inferiores a los demás, inseguros, vamos a estar proyectando en el cuidado la difícil aceptación que tenemos hacia la persona enferma, considerar que es de poca valía lo que hacemos, compararnos con los demás y creer que otros lo podrían hacer mejor que nosotros. Y si no nos queremos a nosotros mismos, es difícil que reconozcamos la humanidad e individualidad del enfermo. Así, continuamente nos sentimos en condiciones estresantes, vivimos depresivos, tristes, cansados y esto, más que nada, interfiere no sólo con el cuidado, sino con nosotros mismos, porque nos negamos el derecho a ser felices y a participar en la vida de una manera más plena.

Volviendo al tema central, lo que complica el asunto es que no existe un criterio universal para la culpa. Lo que hace que una persona se sienta culpable no necesariamente hace que otra, frente al mismo hecho, se sienta igualmente culpable; por ejemplo, cuando un enfermo con Alzheimer no se quiere bañar y huele mal, algunos familiares se sentirán culpables y avergonzados porque temen que la gente pensará que lo tienen muy descuidado. Para otros familiares, el hecho de que no se bañe no les afecta, ni se sienten culpables o avergonzados. Sentimos el dolor de la culpa sólo cuando creemos que hemos violado una norma o un valor que personalmente reconocemos, aceptamos y respetamos.

En este proceso de desarrollo personal y de cuidar a un ser querido con la enfermedad de Alzheimer nos enfrentamos a diferentes tipos de culpas.

La *culpa moral o real* es aquella en la que la persona sabe que ha lastimado, herido o dañado a otra persona, ya sea por acción o por omisión; por ejemplo, cuando yo, como familiar, reacciono con ira a las preguntas incesantes que me hace mi ser querido y lo regaño fuertemente o lo golpeo; o cuando sé que necesita tomar una medicina a determinadas horas y por cansancio, negligencia o diversión no se la administro. Básicamente esta culpa moral se presenta como consecuencia de los actos del ser humano y es la sensación de fallar ante algo o ante alguien.

El manejo para este tipo de culpa es la responsabilidad, responsabilidad de cumplimiento, de responder y no de reaccionar. Si los familiares saben que de una manera consciente y voluntaria "hicieron o dejaron de hacer" y luego experimentan culpas, éstas serán muy reales y válidas. Responsabilizarse y buscar formas de reparar les dará la oportunidad de hacer algo por ellos mismos y por el paciente.

La *culpa neurótica o pseudoculpa* es aquella que las personas creen que han cometido por haber incurrido en una falla imperdonable cuando en realidad no han hecho nada censurable. Tiene que ver más con la exigencia de responsabilidad que creen deben tener en función de las normas, creencias, mandatos, convencionalismos o valores, los cuales en su mayoría no fueron escogidos por ellas mismas, sino que les fueron impuestos. Es un tipo de culpa limitante porque actúa más en función del yo ideal que del yo real. Mientras más alto esté el yo ideal (el que quisiera ser) del yo real (el que realmente soy), más se vive en una lucha constante de frustración, porque en el fondo están todas esas creencias restrictivas y punitivas que limitan a la persona y todos los intentos por alcanzar el yo ideal se convierten en culpas. Por ejemplo, si un familiar sale de casa y la persona enferma, con el cuidador presente, se cae al momento de sentarse, tanto el familiar como el cuidador pueden experimentar culpas. El familiar se dice a sí mismo "si no hubiera salido, no habría pasado" y el cuidador se dice a sí mismo "si me hubiera dado cuenta inmediatamente no se habría caído"; pero el hecho fue tan rápido e instantáneo, que aun estando ambos presentes, lo más seguro es que hubiera pasado exactamente igual.

El manejo para este tipo de culpas es el discernimiento, detectar hasta dónde puede ser una culpa real o una pseudoculpa, porque se puede caer en una falta de responsabilidad de "yo no lo vi", "yo no lo sé" o "yo no preví" y esto sería no responsabilizarse. Se necesita un trabajo de irse acostumbrando a diferenciar, separar, aclarar lo que sería una culpa neurótica de una culpa real.

La *culpa existencial u ontológica* es aquella que tiene que ver con el anhelo más esencial del ser humano de llegar a ser lo que puede ser. La culpa no sólo se puede experimentar por ocasionar daño a los demás. Experimentamos la culpa existencial porque tenemos capacidades que no aprovechamos, que desperdiciamos o cancelamos. Es una obligación moral utilizar nuestros recursos para cumplir con todo aquello que podemos hacer para sentirnos confiados, amorosos, alegres, satisfechos y en paz con nosotros mismos.

Podemos estar muy bien en la vida, tener bienestar afectivo, social, económico; sin embargo, nos hace falta "algo" que no es de la categoría de lo establecido, sino que requiere de una respuesta personal, como una manera de vivir más plena, más comprometida y con el sentido.

Esta culpa existencial surge de la posibilidad de tocar internamente un nivel muy profundo de insatisfacción en donde los seres humanos no se realizan plenamente, un nivel donde personal, social y espiritualmente voy cuestionando que mi vida tiene un porqué y un para qué: ¿cuál es mi vocación en esta vida?, ¿para qué existo? y que dentro de mis diversos sentidos y búsquedas puedo encontrar ese sentido.

El manejo para esta culpa sería asumirme como soy: no puedo ser de otra manera que el que soy. Asumirme con mi estatura, mi físico, mi inteligencia, mi historia, mis circunstancias, mis experiencias y comprometerme con este ser que soy. Esto no significa que ya no aspire a más o que pueda ser mejor. Significa que existen partes en mí que están esperando que las escudriñe, que las contacte y que les llegue la luz de mi conciencia para ser estimuladas y vivificadas y que, gracias a esta culpa, tengo la posibilidad de buscar mi propia construcción como ser humano, en donde me trasciendo. Por ejemplo, si tengo una actitud de sentido de vida en mi dedicación y cuidado a una persona con la enfermedad de Alzheimer y tener la convicción de que mi cuidado vale la pena para ella y para mí, puedo encontrar una razón para soportar y poder vivir.

También es importante que los familiares concienticen que muchas veces detrás de estas culpas está la intención de querer o desear un bien. Siempre existirá la posibilidad de haber hecho más o haberlo hecho mejor, pero en el tiempo en que lo hicieron fue lo único y mejor que pudieron hacer. Además, es injusto mirar los hechos del pasado con ojos del presente, porque ahora ya disponen de una capacidad de comprensión diferente por haber adquirido información que desconocían previamente y por haber pasado por la vivencia de una experiencia nueva.

Conviene reflexionar y analizar cuál puede ser el origen de nuestras culpas. Quizás se llegue a necesitar compartirlo con alguien cercano y/o recurrir a una ayuda profesional.

❖

De estas exploraciones podemos descubrir que para dejar de persistir en estos sentimientos de culpa, la propuesta es encontrar un camino hacia una actitud de perdón.

Perdón "es una palabra que sugiere dejarse llevar, liberarse, una acción que tiene el poder de calmar, de curar, de reunir y de volver a crear".[96] No sólo es una palabra. Detrás de ésta es necesario que haya un acto consciente de esfuerzo y voluntad. Me doy cuenta y quiero hacerlo y lo hago por libertad, por respeto a mí mismo y al otro, por amor y no porque tenga que hacerlo, no por amarga resignación o por impotencia o imposición. Este hacerlo será al tiempo en que decida que estoy listo para hacerlo.

"Pedir perdón y perdonar a los demás es un complicado proceso que involucra a nuestra empatía, humanidad y sabiduría más profundas".[97] "Sólo empezamos a perdonar cuando

---

96 Buscaglia, Leo, *Cómo amarnos los unos a los otros*. Editorial Diana, México, 1986, p. 93.
97 Buscaglia, *op. cit.*, p. 97.

logramos ver a los pecadores como a nosotros mismos, ni mejores, ni peores".[98]

El proceso del perdón empieza con el perdón a uno mismo.

Si no me perdono primero a mí mismo, no podré perdonar al otro, lo que necesito perdonarme es haber confiado, haber creído que el otro era de diferente manera; que quise ver en el otro lo que necesitaba y deseaba de acuerdo a las carencias que vivía en ese momento de mi vida y que fueron circunstancias con las que yo también me creía excepcional y diferente. Haber creído de esta manera es reconocer con humildad que me equivoqué, que no era tan excepcional como pensé, que soy tan común como cualquiera ya que en lo humano somos iguales, porque los errores, las faltas y las culpas son parte de la condición humana. Experimentar el esfuerzo y la dificultad para perdonarme hará posible que comprenda y acepte el esfuerzo y la dificultad del otro para acercarse a mí. Hasta que me comprenda y me perdone a mí mismo, voy a estar en condiciones de perdonar al otro y perdonarlo es comprenderlo y aceptarlo como es, aunque no esté de acuerdo con sus puntos de vista.

Vivir el perdón es volver a confiar, volver a donar, volver a creer y es un acto que no sólo va hacia el otro, sino que me devuelve a mí mismo la esperanza de volver a creer, volver a confiar, volver a esperar. Perdonar es reconocer que somos diferentes y que para perdonarte no necesito ponerme arriba para decir yo estoy bien y tú estás mal. Es reconocer que el otro es de una manera y yo soy de otra y, así, no tengo nada que perdonarle. Es empezar a construir puentes de comprensión y consideración para el otro y para nosotros mismos, para po-

---

98 *Ibid.*, p. 99.

nerle un alto a esta cadena de culpas empezando por nosotros. Esto se logrará viendo la realidad tal cual es, no fantaseando ni creando imágenes falsas, sino dándonos cuenta de la realidad de la vida, la realidad de las personas para que en vez de quedarnos atorados en lo negativo, en el resentimiento, en la amargura, en las culpas, en las lamentaciones, aceptemos lo positivo y también lo negativo. Es pugnar por una vida más completa, más armoniosa, más unida, más pacífica y más en paz con nosotros mismos, para que no se disminuya nuestra posibilidad de ser responsables, de crear, de amar, de ser felices.

Frente a las circunstancias de que nos "tocó" tener un ser querido con la enfermedad de Alzheimer y que no pedimos ni contribuimos para que nos fuera dado, nos llega el "qué", pero no nos llega el "cómo". Yo, como familiar, no puedo cambiar ese "qué" pero sí puedo cambiar ese "cómo", al enriquecer el cómo lo vivo y el cómo lo enfrento.

¿Cómo vivo mis culpas y cómo me puedo perdonar cuando fallo en ver mis limitaciones o las de mi ser querido, mis impaciencias, enojos con los demás, equivocaciones, deseos encontrados?

El perdón es una posibilidad de verme y aceptarme a mí mismo, con mis propias limitaciones e imperfecciones, con mis enojos, envidias, celos o rencores. Es contactar la necesidad de saberme necesitado, hacer consciente la humildad de no saberme perfecto, de que a veces con mi mejor intención no consigo lo que quiero o puedo ocasionar algún daño. Esto es saber que soy una persona que está aprendiendo, que no todo me lo puedo dar yo y que necesito de los demás.

En este contacto con la enfermedad aprendamos a perdonar al enfermo y a los demás.

En la enfermedad de Alzheimer existe la posibilidad de que, de alguna manera, no le perdonemos a nuestro ser querido que esté enfermo. Es poder entender que no escogió estar enfermo, entender sus conductas, su enfermedad, entenderlo como ser imperfecto que es, y poder aceptarlo y perdonarlo. También es poder perdonar a los que no nos ayudan, a los que se han alejado, a los que tienen miedo de acercarse y no quieren ver a su ser querido deteriorado, para poder recuperar en nosotros el estar en paz.

Si puedo hacer contacto con todas estas limitaciones y perdonarme por ellas, podré acercarme a los demás de una manera genuina, sin evaluar, sin juzgar, reconociendo que son iguales a mí, con defectos y cualidades, para que de esta manera podamos seguir caminando a veces juntos, a veces separados, y continuar viviendo, pese a todo, con nuestras diferencias.

Pérdidas

Vivir con la enfermedad de Alzheimer es vivir con pérdidas...

Al hablar de pérdidas generalmente se piensa en las pérdidas relacionadas con la muerte. Sin embargo, en situaciones normales, a lo largo de nuestra vida, experimentamos pérdidas y separaciones, ya sea que nos sucedan o que nosotros las originemos. Desde pérdidas preocupantes de objetos: dinero, llaves, portafolios, papeles, recibos de pago, tarjetas, paraguas, etc., hasta pérdidas y separaciones emocionales: pérdidas de salud, de empleo, cambios de casa, de población, pérdidas de sueños, anhelos, ilusiones, separación de los hijos, de la pareja, de amistades, así como pérdidas irreversibles de seres queridos.

Los cambios que se originan ante cualquier pérdida o separación representan lo que el teólogo Paul Tillich denominó "pequeñas muertes". Estas pequeñas muertes se refieren al hecho de que, cada vez que una parte de nosotros cambia, esa parte muere; muere en el sentido de que ya no mantiene en nosotros o en nuestra existencia la fuerza motivadora que una vez tuvo, y a la vez, nos enfrentan con situaciones radicalmente diferentes de las que ordinariamente vivimos.

Pasar por ellas requiere darnos cuenta de que son etapas de transición, etapas que nos duelen cuando las sufrimos y que, a veces, al sentir tanto la intensidad del dolor, podemos creer que no nos vamos a recuperar, pero pasado un tiempo y siguiendo un proceso, salimos de ellas con una sensación de renacimiento, de fortalecimiento interno y de crecimiento personal.

Además, estas pequeñas muertes que tenemos desde el principio hasta el final de nuestras vidas y que forman parte del desarrollo, son experiencias decisivas que preparan para la muerte final y que sirven de aprendizaje para ese fin.

En la enfermedad de Alzheimer la importancia de este tema es especialmente relevante porque el paciente y los familiares experimentarán muchas pérdidas antes de la pérdida final.

El paciente gradualmente va viviendo pequeñas muertes, inminentes y definitivas a medida que sus capacidades van disminuyendo. Irá perdiendo percepción, memoria, aprendizajes, contacto con experiencias y eventos recientes, autonomía e independencia, sentido de identidad y cuando ha tenido rechazo social, el alejamiento y la separación de sus relaciones hace que llegue a estar, de alguna manera, socialmente muerto.

En los familiares es más evidente el dolor de estas pérdidas. Existe una pérdida íntima, muy profunda y dolorosa, cuando son testigos del proceso de cambio de su ser querido, al ver cómo se va convirtiendo en un ser extraño, ajeno y diferente a la persona que una vez fue. Existe la pérdida personal de ya no poder compartir con el enfermo un plan de vida; pérdida de compañía, de comentar temas comunes que siempre se habían compartido; de apoyo emocional, de posibilidad de compartir ilusiones y sueños, de llevar a cabo objetivos comunes. Existe una pérdida de disponibilidad de tiempo libre para realizar actividades sociales y cultivar relaciones; pérdida de llevar una vida tranquila; quizás de descuidar un trabajo o quedarse sin éste y, a veces, pérdida de los ingresos económicos que generaba el paciente. Si algo puede justificar esta situación que suena desconsoladora, es que "la carga del amor es vivir con los indefensos y saber que no podemos evitarles el dolor de perderse, como tampoco podemos evitarnos el dolor de nuestras propias pérdidas".[99]

Se dice que de las enfermedades incurables una de las más crueles es la enfermedad de Alzheimer porque a sus víctimas las mata dos veces. Primero muere la mente, que incluye tanto el aspecto cognitivo individual como el aspecto psicológico afectivo. En el aspecto cognitivo van muriendo nombres, personas, cosas, lugares, fechas, ideas, razonamientos, actividades, profesiones. En el aspecto psicológico, aun cuando perdura por más tiempo, se va extinguiendo el amor como fuerza vital activa en su existencia, la esperanza de confiar en un futuro, la alegría de sentirse un ser vivo, el miedo de ignorar qué le espera, el coraje de luchar por sí mismo, así como la capacidad de relacionarse afectivamente con los demás. Por consiguiente, la presencia integral de la persona ante el mundo va desvanecién-

---

99 Powell, Leonor S. y Katie Courtice, *Enfermedad de Alzheimer una guía para la familia*, Editorial Pax México, México, 1990, p. 15.

dose lentamente hasta perder significado, y éste al esfumarse va dando lugar a que muera el conjunto de características que la hacen única en su forma de ser, y después, a veces mucho tiempo después, muere el cuerpo al no ser ya capaz de controlar funciones elementales como caminar, comer y digerir.

De esta manera, los familiares pasan por el dolor emocional de una enfermedad crónica que se manifiesta en estas dos formas de muerte: la muerte psicológica y la muerte biológica. No es lo mismo una enfermedad terminal que se sabe va a acabar con el paciente en un periodo breve, o relativamente corto, de días, semanas o incluso algunos meses, que otra enfermedad terminal pero crónica, que va a acabar con el paciente en un lapso de muchos meses o, incluso años, como acontece con la enfermedad de Alzheimer.

Duelo anticipado

En la enfermedad de Alzheimer el duelo no es sólo ante la muerte definitiva...

Aunque mucho de lo que se ha escrito acerca del duelo y de las pérdidas se refiere a la muerte en sí, también se presentan reacciones de duelo anticipado ante una enfermedad crónica en la cual cada etapa representa una nueva pérdida. El duelo que representa este tipo de pérdidas es recurrente, más difícil de identificar en la vida diaria y complicado para resolverse, porque en una muerte la ausencia de la persona es definitiva y en una enfermedad crónica demencial la persona está ahí, pero "no está".

En la enfermedad de Alzheimer los familiares se enfrentan con una enfermedad crónica y dolorosa; se esfuerzan por hacer frente a una muerte que no termina, a un proceso de duelo anticipado que no puede ser reconocido porque la muerte de la personalidad permanece en un cuerpo que físicamente se ve sano, y esta imagen no va de acuerdo con la idea que tenemos de una enfermedad terminal como puede ser el cáncer o el sida.

En el proceso de la enfermedad de Alzheimer, los familiares experimentan enojo y dolor por las pérdidas en su ser querido; sienten culpas frente a ellos mismos por lo que dejaron de hacer o de hablar en su oportunidad; sienten frustraciones e impotencia de ver que por más que se esfuerzan para el cuidado, el paciente no parece notar diferencia alguna o no reciben las muestras de agradecimiento que desearían por parte de éste.

Cada miembro de la familia establece una forma de relación directa y diferente con el paciente y esto hace que vivan muchos pleitos entre sí, que hagan o reciban acusaciones justas o injustas, que tengan diferencias para el manejo de la enfermedad. Se culpan unos a otros de que el paciente no está recibiendo el trato que, desde su punto de vista, es el adecuado, o ven que algunos actúan con indiferencia y no se involucran para obtener la información en torno a la enfermedad, ya sea por lecturas o por asistir al grupo de apoyo.

Al principio, las diferencias y explosiones van a ser muy fuertes y habrá ocasiones en que los familiares se enojen entre ellos, pero a medida que vayan manejando sus rabias, cada vez serán menos agresivas y, cuando el que explote pueda reconocerlo y pedir perdón por su comportamiento, la rabia podrá dar paso a la unión.

La rabia es uno de los sentimientos socialmente más reprimidos. Desde pequeños nos enseñan a no expresar enojo, cólera, ira y, si los manifestamos, nos dicen que es malo, que es nocivo para nuestras relaciones con los demás. Así, aprendemos a no expresarla, a reprimirla y a veces hasta a no experimentarla. Por esto, cuando hablamos de manejar la rabia nos referimos, principalmente, a identificarla en nosotros, no negándola como si no existiera; a expresarla en el momento oportuno y de una manera que no sea destructiva, sin desquitarse con terceras personas y sin dañarse a uno mismo. Cuando la rabia se reprime, aparecen síntomas de ansiedad, culpa y depresión y éstos pueden ser indicios de que no se está expresando de manera adecuada. En caso de que el familiar no la pueda expresar, convendría buscar ayuda profesional para canalizarla de manera que no sea autodestructiva ni dificulte sus relaciones con los demás miembros de la familia, ya que esto es lo que menos le conviene al paciente.

Es importante que el familiar no reprima su enojo porque de ésta manera se libera de un obstáculo para ser útil y generoso hacia él mismo y hacia su ser querido y es el trabajo que necesita hacer para elaborar el duelo anticipado. Si el familiar puede expresar todos sus sentimientos de pérdida, tristeza, impotencia, frustración y enojo antes de que muera su ser querido entonces será menos difícil elaborar el duelo definitivo.

Socialmente, el duelo puede entenderse y aceptarse como normal cuando le sigue a una muerte, pero cuando es un duelo en vida asociado con una enfermedad crónica, la sociedad no proporciona a los familiares los mecanismos o rituales adecuados para asimilarlo. No existe entierro, no se mandan flores ni notas de condolencia, tampoco se tiene el acompañamiento de parientes y amistades en los rezos. Así, a los familiares se les deja, por una parte, con el problema de integrar las pérdidas reales que va teniendo en su relación con el paciente, pérdidas que ya no van a ser recuperadas dentro de sus propias vidas, porque simultáneamente el paciente continúa viviendo. Cuesta mucho trabajo aceptar los cambios invisibles que alteran la conducta y el estado de ánimo y destruyen al esposo, esposa, paciente o amigo.

Por otra parte "el duelo anticipado tiene la ventaja de que aún es posible hablar con el paciente terminalmente enfermo, tal vez 'terminar asuntos inconclusos', algo que no podemos hacer después que la muerte ha acontecido".[100]

El duelo anticipado permite al enfermo prepararse para su propia muerte, y a los familiares, prepararse para la muerte de su ser querido. Hablar entre los familiares y el paciente de una manera abierta acerca de la inminencia de la muerte, ayuda a que ambos puedan expresar sentimientos no resueltos o temas de los que no se había hablado en mucho tiempo, especialmente cuando no se ha tenido una buena relación. Hacerlo puede disminuir o quitar sentimientos de culpa que surgirían cuando ocurre la muerte.

Desafortunadamente en el caso de la enfermedad de Alzheimer, es más difícil abordar el tema de asuntos inconclusos porque cuando el paciente tendría oportunidad de hablarlos, cuando sus capacidades mentales todavía no tienen un grado severo de daño puede ser que:

a. Tanto el paciente como la familia no sepan que algo anda mal.

b. La familia le oculte el diagnóstico.

c. La familia no se dé cuenta de la naturaleza y grado de pérdida que tendrá y tanto el paciente como los familiares puedan perder la oportunidad de resolver sus asuntos inconclusos, de aclarar sentimientos, de cerrar

100 Kübler-Ross, Elizabeth, *Questions and Answers on Death and Dying*, Collier Books McMillan, Nueva York, 1974, p. 99.

sus círculos. De aquí la importancia de que los familiares se concienticen de esta situación para que si todavía tienen la oportunidad de hacer algo con el paciente lo hagan, y aprovechen esta parte que no sólo puede ser dolorosa, sino enriquecedora.

Despedirse del ser querido y dar sentido a las pérdidas... es posible al elaborar el duelo.

❖

Recordemos que el proceso mediante el cual se elaboran las pérdidas que tenemos en nuestra vida es el duelo. Su propósito es aceptar la realidad de la pérdida desligándose de una manera gradual de los vínculos emocionales, afectivos y sentimentales que se tenían con la persona; adaptarse nuevamente a la vida y establecer otras formas de compensar el vacío originado por la ausencia.

La pérdida va a ser manejada en forma diferente y la reacción que se tenga va a depender de las circunstancias muy particulares en las que ocurre. No es lo mismo una pérdida súbita, imprevista e inesperada, que una pérdida después de una enfermedad prolongada, agotante y extenuadora. O la de un progenitor o abuelo de edades avanzadas que la de un niño o joven en los que se depositan esperanzas de vida. También influyen el tipo de relación y el vínculo emocional que teníamos con la persona. Si habíamos depositado muchas de nuestras energías, de nuestro poder, de nuestra responsabilidad en aquélla, no sólo representa la pérdida de un ser querido, sino también una pérdida de nosotros mismos, y nos podemos sentir totalmente desconsolados y desamparados. Intervienen también nuestras vivencias anteriores de cómo hayamos vivido las primeras pérdidas en nuestra historia personal y de la calidad de los apoyos en nuestras relaciones.

La manera en que se pueda superar y sobreponerse al proceso de duelo dependerá del grado de madurez y autonomía, de la motivación y de las creencias que se tengan acerca de la vida y de la muerte.

❖

Para describir el proceso de morir, la doctora Elizabeth Kübler-Ross, de origen suizo y radicada en Estados Unidos, realizó un estudio haciendo entrevistas con pacientes que tenían una enfermedad terminal y que sabían que morirían a consecuencia de ella. A partir de esta experiencia establece, al término de sus investigaciones, los mecanismos de adaptación que los pacientes van teniendo desde el momento en que les comunican lo irreversible de su enfermedad hasta el final, llegando a la comprensión tanto de los acontecimientos de su propia vida como de la separación de sus seres significativos. Describe cinco etapas: negación, ira, pacto, depresión y aceptación.

Además de la doctora Kübler-Ross, otros autores también han colaborado en estudios para la comprensión de los procesos personales de adaptación a las pérdidas. Entre otros, el psiquiatra estadounidense Avery D. Weissman (1972) refiere tres etapas: negación, conocimiento intermedio y aceptación; y el doctor Robert Kavanaugh (1974) precisa siete etapas: conmoción, desorganización, emociones volátiles, culpa, pérdida y soledad, desahogo y recuperación.

Estos modelos de manejo del duelo también se pueden aplicar, adecuándolos a las circunstancias, para las pérdidas en general, ya sea por divorcio, cambios en los estilos de vida, enfermedades crónicas y terminales como la enfermedad de Alzheimer, o separación y muerte de personas queridas.

Tomando como base las etapas comentadas anteriormente, a continuación presentamos un esquema aplicable al proceso de adaptación emocional a la enfermedad por el que atraviesan los familiares:

a. Desconcierto
b. Negación y angustia
c. Enojo, culpa y frustración
d. Depresión, tristeza y soledad
e. Aceptación y perdón
f. Recuperación

Estas etapas no son secuenciales; se alternan, se avanza y se retrocede de una a otra, e influyen mucho para su adaptación las diferencias individuales, el apoyo otorgado y los conflictos previos que se hayan resuelto dentro de la propia familia.

Las etapas de este esquema son un intento de explicar, en términos generales, algunas respuestas que los familiares se dan de manera normal y natural para adaptarse psicológicamente a las pérdidas. Esta adaptación se refiere a las pérdidas que presencian en su ser querido y a las pérdidas personales mencionadas con anterioridad y son consideradas como experiencias de luto semejantes a las que siguen a una muerte física, porque lo perdido ya no se recuperará.

El proceso de duelo de adaptación a la enfermedad es largo y doloroso. Por esto es importante tomar medidas de precaución para que el familiar reciba todo el apoyo necesario para sobreponerse a las pérdidas. Este apoyo puede ser de un miembro de la familia, un amigo, un profesional externo o un grupo de apoyo y, si alguien quiere ayudar, lo que necesita es tener paciencia de escuchar y estar presente.

A continuación explicamos las características de cada una de las etapas mencionadas:

a. **Desconcierto.** La primera etapa, que puede ser de larga duración, es de desconcierto. Frente a diferentes acontecimientos inesperados surge el aturdimiento, el asombro. No se puede comprender la realidad de lo que está sucediendo y esta etapa está caracterizada por la duda. La sutileza de los síntomas en el paciente hace que los familiares no distingan si es una enfermedad o si se trata de una manipulación para atraer la atención, lo que hace que se sientan irritados y confundidos. "La misma pregunta me la hace una y otra, y otra, y otra vez... ¡estoy harta!", y surge la duda: "¿lo hará a propósito?"

En esta etapa de desconcierto es necesario contar con alguien que esté presente y escuche las dudas, además de buscar un diagnóstico clínico.

b. **Negación y angustia.** Surge cuando los familiares obtienen el diagnóstico de un médico y se dan cuenta que ya no tendrán algo que tenían o querían; en este caso, la salud de un ser querido. La respuesta normal es: "No, no es posible que esto nos suceda, no creo que pueda estar enfermo, más bien está chocheando".

La función de esta etapa es aminorar la gravedad de la situación dándole a los familiares el tiempo para asimilar el impacto y buscar la comprensión de las etapas de la enfermedad. Cuando la negación se prolonga por un largo tiempo, el efecto es negativo porque impide que se hagan planes para el cuidado, para prepararse acerca de los cambios que vendrán, para distribuir las nuevas responsabilidades o para proteger el patrimonio económico familiar.

La negación tiene una reacción secundaria, que es la angustia. Ésta se presenta como miedo al futuro, "¿qué va a ser de nosotros?", "se me están olvidando las cosas, ¿heredaré la enfermedad?".

En esta etapa de negación, es necesario que los familiares consigan la mayor información posible acerca de la enfermedad, así como que se pongan en contacto con un grupo de apoyo que les orientará con referencia a lo que necesiten hacer. Ayudarles a disminuir su angustia requiere de escucharlos de una manera atenta y tranquila, facilitándoles que puedan expresar con mayor libertad sus pensamientos, sentimientos y las preocupaciones más profundas acerca de lo que temen.

c. **Enojo, culpa y frustración.** Cuando la evidencia es ya irrefutable –el diagnóstico se confirmó–, aparece la etapa de enojo, rabia, envidia. Sentimos rabia contra los médicos por no tener la cura, contra Dios por permitir que esto nos suceda; enojo contra nuestro ser querido porque nos está abandonando y por la cantidad de cuidado que requiere, contra los familiares y amigos que nos van dejando solos; odio y envidia por los sanos; reacciones todas válidas como una protesta contra el dolor que estamos sintiendo por la pérdida de capacidades.

Esto puede llevar a la posibilidad de interpretar la enfermedad como un castigo por acciones erróneas cometidas en el pasado y podemos culparnos a nosotros mismos: "¿por qué no la llevé al médico cuando tuve la sensación de que algo andaba mal?" o culpar al otro: "¿por qué diablos le tuvo que pasar esto, ahora que íbamos a llevar una vida tranquila? Vivimos con culpas hacia dentro y hacia fuera, oscilando entre la culpa real de lo que puedo hacer y no he hecho y la culpa neurótica de exigirme más de lo que humanamente puedo hacer. Son frecuentes las frases: debí haber; pude haber; si hubiera, "sí tan sólo hubiera sabido que estaba enfermo, y tanto que le grité..."; "yo ni le gritaba, ni me exasperaba, simplemente la ignoraba; pasaba a su lado y no la tomaba en cuenta..."

Esta etapa también se presenta una fuerte sensación de frustración porque se acentúa la conciencia de "ya no hay tiempo": ya no hay tiempo de que me perdone, ya no hay tiempo para cerrar asuntos inconclusos, y se siente una impotencia absoluta frente a este cúmulo de frustraciones y frente a la inminencia de las pérdidas.

En estos casos, la ayuda que se les puede proporcionar a los familiares es analizar los diferentes tipos de culpa, como ya vimos con anterioridad. Asimismo, ayudarles a manejar la frustración tratando de recuperar los hechos significativos de sus vidas e introducirlos al mundo de los valores trascendentes, aquellos que se refieren a las preocupaciones existenciales del significado, valor y sentido de sus vidas, ofreciéndoles una esperanza real de seguir utilizando sus recursos para continuar caminando por la vida y encontrarle un sentido a su futuro.

d. Depresión, tristeza y soledad. Conforme la sensación de pérdida va aumentando, se hace más evidente la etapa de la depresión y la tristeza, con un fuerte componente de soledad. Los familiares pasan por una depresión natural debido a las pérdidas que van experimentando, al esfuerzo continuo que realizan para adaptarse a ellas y a los cambios que tienen que hacer por el proceso mismo de la enfermedad. Así mismo, van confrontando una gran tristeza al ver que los vacíos que dejan las pérdidas en su ser querido no llenan ya las expectativas de su mejoría. "A medida que avanza la enfermedad, cada vez sus momentos lúcidos son menores. Aunque no siempre sucede, me mata de dolor y de tristeza ver que me acerco a mi madre y no me reconoce. Me pregunta: ¿quién eres? Le respondo: ¡soy tu hija! Se voltea hacia mi padre y le pregunta: ¿tú sabes quién es?..."

También la soledad se agudiza porque las amistades y parientes se mantienen a distancia, ya no llaman, ya no están disponibles y, por lo mismo, se hacen manifiestos en virtud de su ausencia y, por otro lado, el sociabilizar no es posible porque hay un aislamiento que lo impide.

En esta etapa de depresión es importante mantener contacto con amistades; si no es posible salir con ellas, invitarlas al hogar, caminar, nadar o hacer algún otro tipo de ejercicio físico ayuda a disminuir tensiones y a activar la energía; cultivar algún interés, si ya se tiene, o interesarse en alguno nuevo contribuye a una sensación de bienestar. Si en esta etapa los familiares y cuidadores pueden reconocer en ellos síntomas como cambios en el apetito y el sueño, estar continuamente tenso, ansioso o irritable, sentirse extremadamente cansado, falta de interés en actividades recreativas o en el arreglo personal, así como consumo excesivo de alcohol, será necesario buscar ayuda profesional.

Acudir al grupo de apoyo les ayuda a no sentirse tan solos en su situación. Encuentran personas que están pasando por lo mismo. Muchas veces la depresión es coraje o rabia no expresada hacia afuera y dirigida hacia adentro y el grupo, o una ayuda profesional, puede ofrecerles la oportunidad para sacarla, manejarla y darles el apoyo emocional que requieren durante el proceso de adaptación a la enfermedad.

e. **Aceptación y perdón.** A medida que los familiares van enfrentando las etapas anteriores y han elaborado sus rabias, frustraciones e impotencia, han admitido sus culpas, tristezas y soledades como un hecho intrínseco de su experiencia, han estado comprendiendo la realidad de la enfermedad, se han preparado y han hecho planes, se llega a la etapa de la aceptación, que también implica el perdón a uno mismo, al otro, a la vida, a Dios. Aceptación de que su lucha ha terminado, ya no están en guerra con el proceso; aceptación de que su ser querido ya no es quien fue, pero sigue siendo importante para ellos; aceptación de haber encontrado en su sufrimiento un sentido de vida y de sentirse internamente preparados para enfrentar lo que pueda suceder; aceptación de así es y aquí estoy, y que los prepara para la última etapa, la de recuperación.

Igual que en las etapas anteriores, es necesario seguir contando con la presencia de alguien que los acompañe en el camino de la enfermedad.

f. **Recuperación.** Etapa en la cual el ser querido enfermo sigue estando ahí, pero la manera de estar con él es diferente porque el familiar, en su estilo y a su tiempo, ha integrado la pérdida dentro de sí.

La evidencia del duelo produce cambios internos porque después de estar marcados por el dolor por tanto tiempo, eventualmente salimos de él, nos fortalecemos y nos recuperamos con otra conciencia de ser diferentes. Recuperamos nuestra estabilidad, nuestra energía y esperanza, nuestra capacidad de gozar y de invertir en la vida.

Recuperarse es canalizar la energía hacia una nueva búsqueda, a encontrar nuevos sentidos de vida, a seguir desarrollando los propios recursos internos, a seguir viviendo con todo lo que en la vida toca.

Por todo lo anterior, es muy importante que los familiares reconozcan las pérdidas que van viviendo a medida que el paciente declina, para que puedan ir adaptándose a la enfermedad, ir entendiendo sus reacciones emocionales y encontrando recursos para la aceptación de la muerte definitiva.

Duelo definitivo

Pese a todo lo elaborado, un día... nos enfrentamos con el dolor de la pérdida definitiva.

Ya hemos visto que la enfermedad de Alzheimer es deteriorante, progresiva, irreversible y terminal. Terminal porque aunque la enfermedad en sí no produce la muerte, las personas comúnmente mueren por enfermedades infecciosas, renales o pulmonares originadas por una inactividad prolongada y una disminución de las defensas del organismo.

Mucho tiempo antes que la muerte acontezca, los familiares se angustian ante preguntas cuyas respuestas son un misterio: ¿sufre?, ¿en qué momento "deja de ser"?, ¿me entiende? No tenemos información que provenga de la experiencia directa del paciente en las últimas fases y es difícil saber con precisión qué ocurre en su interior, y aunque las evidencias clínicas indican que es una etapa terminal en la cual los pacientes requieren un cuidado total porque están totalmente incomunicados, postrados en cama, vegetativos e incontinentes, dentro de mi experiencia, creo que el paciente sufre en la etapa final y hasta el último momento, quizás no tanto físicamente, pero sí emocionalmente; en algunos momentos "no deja de ser" aunque tiene ráfagas de comprensión. En mi asistencia a algunos pacientes y corroborado en pláticas con los familiares, existe la evidencia de que aquellos pueden reaccionar emocionalmente a algunos sucesos: al comentarles algo acerca de su situación asoman lágrimas a sus ojos; reaccionan con asombro y alegría cuando escuchan música de su predilección o se conmueven cuando se les señalan cualidades personales.

El proceso de muerte que seguramente experimenta la persona aunque no tenga conciencia de éste, puede reivindicarse si nosotros pensamos en su historia de vida, en todo lo que ha sido hasta este momento y que está impreso en la persona misma. Aunque ya no sea funcional, ni lo manifieste, ni lo exprese, sus cualidades no desaparecen en el vacío porque ahí está la persona que sintió, que amó, que tuvo trabajos que cumplir, tareas que realizar, que alimentó razones para vivir y que fue importante en la vida de otros.

En las familias existen diferentes reacciones con respecto a la muerte del paciente. Mientras unas la ven como una bendición al poner fin al sufrimiento tanto del paciente como de ellos mismos, otras no aprueban este punto de vista porque quisieran una existencia prolongada no importando en qué condiciones y a qué costo, tanto personal como económico. Ambas actitudes dependen del tipo de relación que existe, de la calidad del cuidado que recibe el paciente y de las características personales del familiar.

Aun cuando se sabe que sobrevendrá la muerte, cada vez que se presenta una crisis se puede pensar que el paciente se aproxima a su fin, pero cuando sale adelante, los familiares y los cuidadores pagados piensan que todavía va a vivir un tiempo más y que su muerte es aún lejana. Así, cuando ésta ocurre, es prácticamente inesperada, porque ya se habían acostumbrado a que el paciente sobreviviera a las crisis graves.

Si bien la notificación de la muerte de una persona que ha estado enferma por un largo período es recibida con alivio, el proceso de duelo *postmortem* puede ser doloroso, prolongado y a veces caracterizado por sentimientos en conflicto de culpas, resentimiento, rechazo y alivio, especialmente cuando no se vivió el duelo anticipado. Quizás sea necesario revisar las etapas del proceso de adaptación emocional a la enfermedad que vimos con anterioridad, porque también se aplican en la pérdida definitiva. En caso de que la persona no resuelva este proceso, es conveniente que busque ayuda profesional.

❖

Sin importar qué tanto dolor o tristeza hayan sentido previamente o qué tanta adaptación a las pérdidas hayan experimentado, esto no previene ni inmuniza del dolor ante el impacto definitivo de la muerte y continúa la tristeza. Perciben una sensación de vacío, de "hueco" en su vivir cotidiano. Falta la atención y vigilancia constante, así como el acostumbrado estrés al que estaban sometidos para el cuidado de la persona.

Aceptar el hecho de que la persona fallecida, ya sea familiar, cónyuge, progenitor o paciente, en el caso del cuidador pagado ya no esté con ellos, así como confrontar la separación definitiva y la ruptura emocional que mantenían con esa persona, es sólo una parte de la nueva vida que tienen que enfrentar, porque no sólo es sobreponerse al dolor de la ausencia del ser amado, sino a la ausencia que los coloca en un mundo distinto.

Para mí, como familiar o como cuidador pagado, desaparece una parte de mi mundo y éste se trastoca, se altera y cambia. Cuando el enfermo vivía, pudiéramos decir que el sufrimiento se repartía entre él y yo. Cuando muere, él dejó de sufrir pero yo me quedo aquí con mi sufrimiento, mi pérdida, mi vacío, mi hueco y mi vida la tengo que reordenar, porque yo todavía estoy vivo y tengo que seguir viviendo. No siempre es fácil reconstruir una vida propia después de dedicar años a ver por las necesidades y el bienestar de otra persona.

Ante esta ausencia a mí me corresponde compensarla con las imágenes de los momentos compartidos, con las vivencias de los recuerdos y con el aprendizaje asimilado hacia una vida diferente, reconstruyendo mi propia vida con lo que tengo y desde una perspectiva muy importante: por un amor a la vida, por un amor a los míos, por un genuino amor a mí mismo e, inclusive, por un amor a la persona que se fue. ¿Qué hubiera deseado mi ser querido: que me instale en la tristeza, en la nostalgia y me petrifique o que luche por vivir y ser feliz? De esta manera, este mundo que me queda vacío yo lo puedo volver a llenar con la vida que tengo y que está en mis manos hacerla mejor.

El trabajo de recuperación de una experiencia dolorosa de tanto tiempo y de aceptación de la vida en términos de cambio es una circunstancia para poder encontrar significado tanto en lo que se fue, en lo que existe ahora, como en lo que vendrá.

Significado

Frente a la experiencia de soledad... dolor... sufrimiento... duelo anticipado... muerte... existe la posibilidad de que la vida personal adquiera otro significado...

La experiencia de afrontar la muerte de un ser querido con la enfermedad de Alzheimer nos confronta con el hecho de que nosotros también algún día moriremos. Aun cuando el final de la vida sea visto como un evento biológico, tomar conciencia de la muerte de nuestro ser querido intensifica, en aquellos que lo rodeamos, una confrontación con la realidad de nuestra propia muerte y con todo lo que implica el significado de nuestra propia vida.

Saber que vamos a morir nos puede angustiar y nos preguntamos para qué la vida si todo se acaba. Si no tenemos claro que somos seres finitos, que vamos a morir aunque no sabemos cuándo y no reflexionamos acerca de que lo que hacemos tiene importancia en nuestra vida, lo más probable es que no vivamos de una manera más plena. Esta angustia puede disminuir si la vemos como un medio para ayudarnos a reflexionar acerca de la calidad de nuestra existencia. Bajo esta perspectiva, el tiempo y la vida personal adquieren otra dimensión porque quizás no importe cuánto vamos a vivir sino qué vamos a hacer con ese tiempo.

Saber que nuestro tiempo es valioso, porque es limitado, nos puede prevenir de no estar muertos en vida. Esta sensación de estar muertos la podemos experimentar cuando sentimos que no estamos viviendo de una manera auténtica, plena y significativa; cuando sentimos que continuamente estamos deprimidos, enfurruñados, que nuestras vidas están apagadas o creemos que no hay situaciones estimulantes a las que podamos reaccionar con regocijo y espontaneidad. Son situaciones que se caracterizan por darle término a una vida "saludable", carentes de significados inmediatos, en donde vivir se reduce a formas biológicas de existir. Estas situaciones las podemos experimentar en diferentes niveles:

• A nivel corporal podemos sentir nuestros cuerpos desenergetizados, mecanizados, movidos por una gran pesadez y cansancio.

• A nivel emocional quizás tratamos de reprimir sentimientos de tristeza, miedo, ternura, enojo o alegría y no nos permitimos expresarlos.

• A nivel personal y social nos sentimos atrapados en relaciones aburridas, absorbentes, monótonas, carentes de vitalidad, o bien entablamos relaciones falsas donde lo único que perseguimos son intereses personales.

- A nivel intelectual puede ser que nos volvamos apáticos e indiferentes y nos damos cuenta que hemos perdido interés y curiosidad por aprender cosas nuevas.

...Todas estas situaciones son maneras de estar muertos en vida en un sentido metafórico.

Aunque estas sensaciones carentes de interés vital sean en algún tiempo una experiencia común en los familiares, debido a su preocupación por otorgar un buen cuidado, es muy importante que ese tiempo no se perpetúe, que los familiares no paralicen sus proyectos de vida, que se den la oportunidad de identificar aquellos aspectos que no estén viviendo de una manera satisfactoria, porque esto los llevará a revitalizar y reavivar sus vidas.

Adquirir conciencia de sabernos finitos puede darnos la oportunidad de examinar si nos sentimos en paz con nosotros mismos, si hemos dejado asuntos inconclusos que pudiéramos cerrar, ya sea hablando acerca de viejos resentimientos que tengamos con algún miembro de la familia o resolviendo conflictos con amistades que dejamos de frecuentar tiempo atrás, o tal vez realizando proyectos que alguna vez planeamos: aprender un nuevo idioma, tomar algún curso que nos interese o hacer ese viaje que nos propusimos y que se ha pospuesto por años.

Confrontarnos con el hecho de sentirnos biológica, emocional y socialmente desvitalizados nos puede ofrecer la posibilidad de hacer cambios en nuestros estilos de vida para vivir cotidianamente de una manera más agradable, ligera y completa. Reconocer que tenemos un cuerpo al que es necesario respetar y cuidar; mantener contacto con la familia, establecer lazos afectivos que nos nutran y que nos permiten nutrir, llevar a cabo nuestros proyectos, dar más cabida al ocio y al juego, entre otros, son medios para darle contenido a nuestra cotidianidad y para no sentirnos muertos en vida.

Buscar ciertos momentos de tranquilidad y calma para nosotros mismos nos permitirá reflexionar acerca de qué aspectos de nosotros nos gustaría cambiar para sentirnos más vitales y comprometernos más con personas, valores y proyectos lo que, en el fondo, es comprometernos con nuestra propia vida.

Los familiares que se enfrentan con el infortunio de una enfermedad terminal, en este caso la de Alzheimer, pueden plantearse si la enfermedad pudiera haber sido un medio para que sus vidas adquirieran otro significado. Aunque resulte paradójico, puede ser benéfica esta experiencia pues permite que toquemos nuestra vulnerabilidad; puede ser la ocasión de preguntarnos, desde lo más profundo de nosotros mismos, cuáles son nuestros valores, si éstos son esenciales y si nos conducimos de acuerdo con ellos; si nos estamos permitiendo gozar de la vida y disfrutar lo que sí hay pese a todo; si la forma en que estamos viviendo es la adecuada en medio de nuestras circunstancias y si es la necesaria para sentir que estamos dando lo mejor; si estamos llevando a cabo nuestros proyectos, o si esperamos que el goce de la vida lo tendremos en el futuro, un futuro al que tal vez no podamos llegar. Entonces, a lo mejor, tendremos una visión nueva revalorando este presente, con todo lo que pueda representar para darle significado.

...y quizá nos preguntemos ¿cómo encontrar estas posibilidades de significado para la experiencia que estamos viviendo?

Escuchar un diagnóstico como el de la enfermedad de Alzheimer produce sentimientos de un desamparo absoluto y de una vulnerabilidad abrumadora en los pacientes y familiares porque es una enfermedad crónica, degenerativa, irreversible, que no existen formas de prevenirla, detenerla o curarla. Es en esta circunstancia cuando las prioridades cambian, cuando los apoyos externos fallan, cuando la esperanza parece perderse, cuando los familiares se preguntan cómo pueden sobrellevar su sufrimiento, adaptarse al cambio y encontrar fuerza para salir adelante. Es quizá, también, el momento en que frente a este hecho, algunos deslinden lo esencial de lo intrascendente y centren sus vidas en lo realmente importante.

Sobre todo los familiares (porque la mayoría de las veces al paciente le ocultan el diagnóstico) enterados de que la enfermedad de Alzheimer llevará a la muerte a su ser querido, tratan de explicarse lo que sucede. Conferir significado a esta experiencia llega a ser una gran preocupación cuando no encuentran una justificación, cuando tratan de mitigar su sufrimiento y buscan respuestas a cuestionamientos internos que a veces no pueden expresar, pero que los sienten profundamente. Muchos recurren a todo tipo de apoyos sociales, culturales, psicológicos, filosóficos, religiosos o espirituales para encontrar alguna guía que los oriente. En la búsqueda de respuestas para encontrar un significado más profundo, los familiares tratan de hallar comprensión y consuelo en modelos existenciales y espirituales como un medio de reconsiderar valores más profundos y auténticos que les ayuden a adaptarse al cambio y a encontrar la fuerza para continuar. Cuidar a un ser querido que padece la enfermedad de Alzheimer puede tener diferentes significados, lo cual puede ayudar, a que cada familiar sobrelleve el sufrimiento. Es algo muy personal. Algunos los encuentran en valores de actitud, otros en la religión, otros más en la espiritualidad.

Harold S. Kushner, rabino norteamericano quien pasó por la experiencia de perder a un hijo a la edad de 14 años debido a una enfermedad llamada "progerie" (envejecimiento prematuro), comparte su sufrimiento para que las personas que enfrentan tragedias similares de dolor y cuestionamientos hacia Dios puedan encontrar apoyo. "Necesitamos superar las preguntas que se centran sobre el pasado y el dolor -¿Por qué me sucedió esto?- y en su lugar plantearnos la pregunta que abre las puertas al futuro: ahora que esto ha ocurrido, ¿qué puedo hacer al respecto?"[101]

El sufrimiento no se puede prevenir, llega de manera inesperada e inevitable, pero lo que sí se puede prevenir es la respuesta que se le otorgue. Victor Frankl opina que el sufrimiento sólo puede ser tolerado si se encuentra un significado en él; cree que esto es posible si el ser humano acepta su misión y su destino en la vida, sea cual fuere. Sus experiencias personales como prisionero en los campos de concentración en Türkhleim y en Auschwitz le impulsaron a reflexionar sobre las relaciones entre el significado y el sufrimiento, entre el dolor y las situaciones límite.

El significado es el sentido que los seres humanos tratan de encontrar en sus aspiraciones humanas. No sólo se encuentra significado en las situaciones extremas de dolor; también en las situaciones concretas y comunes que se presentan en el transcurso de la vida, en lo recreacional, en el hacer y en el amar, principalmente.

El significado es particular para cada quien y diferente en cada etapa de la vida. A lo largo de las etapas del desarrollo se van encontrando diferentes significados y el sentido está muy ligado a la motivación. La motivación de la vida humana es la

---

101 Kushner, Harold S., *When Bad Things Happen to Good People*, Avon Books, Nueva York, 1981, p. 137.

búsqueda del significado que está en cada situación y le corresponde a cada qúien encontrarlo en lo personal.

Estar en úna situación de tantas pérdidas y sufrimiento, como es el caso de la enfermedad de Alzheimer, hace que los familiares pongan en duda todos aquellos valores y creencias que han mantenido a lo largo de sus vidas. Es una situación en que les es difícil encontrar un sentido a su sufrimiento. Cuando nos vemos colocados en una de estas situaciones existenciales, la única forma racional de responder es la aceptación. "Cuando un hombre descubre que su destino es sufrir ha de aceptar dicho sufrimiento... ha de reconocer el hecho de que, incluso sufriendo, él es el único y está solo en el universo. Nadie puede redimirle de su sufrimiento ni sufrir en su lugar. Su única oportunidad reside en la actitud que adopte al soportar su carga".[102] La manera en que aceptemos nuestro destino, el valor con el que soportemos nuestros sufrimientos, la dignidad que despleguemos ante el desastre constituyen la prueba última y la medida de nuestra realización como seres humanos.

Frankl opina que en todas las circunstancias, incluyendo el sufrimiento y la muerte, se puede encontrar un significado: "Estar vivo es sufrir, pero encontrar un significado para ese sufrimiento es sobrevivir".

Ante esta situación irreversible de la enfermedad de Alzheimer, tanto el enfermo como la familia conservan la libertad de decidir con qué actitud van a enfrentarse a ella tomando en cuenta que son situaciones que van más allá de nosotros mismos.

❖

---

102 Pareja, Guillermo, *Víctor E. Frankl: Comunicación y resistencia*, Premiá Editora de Libros, México, 1987, p. 209.

La religión puede ser otro medio para encontrar un significado más profundo. La mayor parte de las religiones propician actitudes de amor, solidaridad, compasión, comprensión y perdón, de reflexión acerca de sí mismo y superación personal. Aquellos familiares que tienen una profunda fe en sus creencias religiosas se sienten fortalecidos porque su fe es una energía poderosa que les da el consuelo, la confianza y la esperanza necesaria para sobreponerse a sus penas. Para otros, el hecho de pasar por esta experiencia hace que vuelvan a sus creencias y hábitos religiosos como una necesidad de encontrar apoyo en un poder o ser superior cuando se sienten ya sin fuerzas para mantener el control. Es cuando se dicen que ya han hecho todo lo que podían hacer, dejándole el resto a Dios y esto hace que se sientan relajados.

Otros, ven la enfermedad como un castigo de Dios, a quien perciben como alguien injusto que les manda esta situación e incrementan su resentimiento, desesperanza y amargura.

También hay ocasiones en que los familiares se alejan de sus prácticas religiosas porque se sienten ofendidos por lo que Dios "les ha hecho". Creen que por haber llevado una vida justa, buena, sin hacer daño a otros y haber asistido regularmente a sus deberes religiosos deberían estar inmunes a cualquier perjuicio, incluyendo la enfermedad, el sufrimiento y la muerte. O se alejan porque no se sienten escuchados en sus oraciones. Esperan respuestas y Dios no les da ninguna.

Sin embargo, el reforzamiento de la fe va a depender de lo que se pida. A veces, la oración puede ser empleada como la "varita mágica" con la cual se pide lo que la persona quiere; en este caso, que la salud de su ser querido se restablezca completamente. Se utiliza como una especie de magia para que todo esté bien y quizás lo que se necesitaría pedir —centrándose en la realidad– es adquirir o incrementar paciencia, fortaleza, compasión, sabiduría, claridad, aceptación, para poder sobrellevar de una manera más digna esta situación de misterio que están viviendo y que les resulta incomprensible.

Aun así, cuando los familiares al atravesar por esta experiencia se sienten cimbrados internamente, porque se cuestionan la autenticidad de sus creencias y valores, pueden sentir una serie de reacciones emocionales diferentes. Como ya comentamos, algunas pueden parecer irracionales o irreverentes, otras pueden ser de rabia y resentimiento, unas más de culpas inmerecidas porque es difícil aceptar la idea de que, en un mundo gobernado por un Dios justo, amante y todopoderoso, las personas queridas, buenas e inocentes tengan que sufrir de esta manera. Sin embargo, en la situación en que se encuentran es comprensible y humano reaccionar así cuando se enfrentan a lo que perciben como un sufrimiento absurdo e injusto.

❖

Para las personas que no tienen una orientación religiosa, el significado lo pueden encontrar en la satisfacción que reciben al ayudar a otros. En este caso, los familiares logran encontrar un sentido al transmitir sus experiencias de lo que les ha representado convivir con su ser querido y de cómo se han adaptado física y emocionalmente a esta situación adversa.[103]

También encuentran significado al adherirse a una causa, como es el caso de aquellos familiares que continúan asistien-

---

103 Landerreche, Gabriela, *Todavía queda mucho por compartir: mi experiencia con el Alzheimer*, Asociación Mexicana de Alzheimer y Enfermedades Similares, Editorial Jus, México, 1994.

do al grupo de apoyo como solidaridad, aun cuando su ser querido haya fallecido.

Otro significado lo hallan en tener vidas creativas, lo cual no sólo implica las respuestas que destaquen en las artes, sino también las respuestas de ingenio para efectuar las labores cotidianas: para cocinar, para administrar sus hogares, para realizar su trabajo o para estimular a su ser querido proporcionándole entretenimiento y placer.

También se encuentra significado cuando la persona es capaz de trascenderse a sí misma, por ejemplo a través de la donación del cerebro, para que la historia no termine con el deceso del ser querido sino que su generosidad continúe por el bien no sólo de sus descendientes, sino de la humanidad. Esto reconforta y honra no sólo al paciente, sino también a sus familiares.

❖

Para aquellos que no tengan una conciencia religiosa o una posibilidad de darle significado a los hechos, podríamos hablar de otra cualidad inherente a la condición humana que es necesario que recuperemos: la noción de espiritualidad, difícil de explicar, pero mediante la cual los seres humanos pueden comprobar, en algún momento de su vida, que existe una dimensión que da sentido, una conciencia de unidad en la cual todos los seres y las cosas forman parte del universo, "que hace posible que cada individuo sea un elemento del todo y que cada acción de este se convierta en una acción cósmica".[104]

❖

---

[104] González Garza, *op. cit.*, p. 314.

Las experiencias humanas no tienen valor o significado en sí mismas; sólo las personas que las viven pueden descubrirlo. Asimismo, el significado no está en que alguien se centre en sí mismo, sino en lo que está fuera de él y a él le corresponde descubrirlo.

Si bien nuestra capacidad de conciencia reflexiva, nuestras opciones y decisiones para recrearnos y para la realización de nuestro potencial son importantes, la persona necesita proyectarse fuera de sí misma para encontrar su propio significado, para trascender. La experiencia de cuidar y satisfacer las necesidades físicas y emocionales de un ser querido con la enfermedad de Alzheimer es un ejemplo representativo de lo que significa esta trascendencia.

Ser una persona de apoyo

Una de las formas de entregarse es cuando alguien acompaña, cuida, ayuda. Esto se convierte en algo muy importante dentro de estas propuestas para apoyar a los que padecen la enfermedad de Alzheimer o para brindar apoyo a cualquier persona que lo necesite, sean cuales fueren sus circunstancias.

Ser una persona de apoyo es difícil pero no imposible
Uno de los principales obstáculos o temores a que se enfrentan las personas que rodean al paciente con la enfermedad de Alzheimer, cáncer, sida o cualquier otra enfermedad crónica es la impotencia de no saber cómo ayudar, cómo apoyar en estas situaciones de sufrimiento humano.

Para los familiares, esto se convierte en una situación particularmente difícil. Por un lado, tienen que brindar apoyo a su ser querido y no se encuentran preparados para asumir este papel. Por otro lado, requieren del apoyo de terceros para mantener un equilibrio entre el continuo de cuidar a su ser querido y cuidar de ellos mismos.

Es en estos momentos cuando el apoyo y el contacto humano ocupan un lugar preponderante. Tanto el paciente como la familia pasan por diferentes fases, por una sucesión de esperanzas que van fallando, por las limitaciones que se van creando. "saber que se cuenta con alguien en situaciones de dolor y urgencia permite disminuir el estado de inseguridad crónica y de angustia consiguiente, que caracteriza su diario acontecer"[105]. De aquí la importancia de considerar el elemento apoyo como un factor clave en situaciones crónicas de enfermedad, en las que el encuentro humano y la relación de ayuda adquieren un significado y una aplicación válida para que las personas involucradas puedan estar en la situación de ser una ayuda afectiva, ya sea para los mismos familiares como apoyadores directos para su ser querido o para todo aquel que se acerque a la familia y al enfermo.

¿Qué es ser una persona de apoyo?
En términos generales, ser una persona de apoyo es asumir un compromiso personal que empieza únicamente por estar dispuesto a estar con aquel o con aquellos que requieren de cuidado y atención. Es disponibilidad para estar con el paciente, con la familia, con las personas que los rodean. Es interesarse en

---

105 Blum Gordillo, Bertha. *Una historia demasiado humana: pobreza, migración y enfermedad terminal en las familias: Una historia Siempre Nueva.* Ignacio Maldonado (Coordinador), Centro de Investigaciones Interdisciplinarias en Humanidades. UNAM y Miguel Angel Porrúa Libero-Editor. México, 1993. p. 163.

conocer cuáles son sus necesidades físicas y emocionales y de qué manera se puede responder a éstas. Es tener una actitud de apertura hacia los sucesos ordinarios y extraordinarios que se presentan en la vida de cualquier persona y estar dispuesto a "estar" junto al otro para lo que necesite.

Ser una persona de apoyo requiere presencia y contacto

Brindar apoyo es reconocer que nuestro contacto y presencia pueden lograr cambios. Es hacerles saber al enfermo y a los familiares que vamos a estar juntos en el camino de la enfermedad o lo que falte por recorrer.

Mantener contacto es tener la convicción de que nuestra presencia es valiosa y produce cambios en la situación. Cuando volteamos a nuestro alrededor y reflexionamos acerca de cómo nuestras vidas han estado influenciadas por la presencia de personas cercanas a nosotros, llegaremos a estar conscientes de que nuestra presencia también tiene efecto en la vida de otros.

A veces es difícil permanecer junto al dolor humano, al lado de aquellos que sufren y sentir que no podemos hacer nada para remediarles su sufrimiento, pero lo que sí podemos es acompañarlos en su dolor con una actitud silenciosa de presencia.

Ser una persona de apoyo requiere tener paciencia

Apoyar es esperar, es respetar el tiempo interno de cada persona.

La paciencia es tener la capacidad de responder al tiempo y ritmo de las personas y de las situaciones. Es adecuarnos a sus tiempos, espacios y ritmos con una espera activa, participativa, y no una espera pasiva a que sucedan las cosas sin intervenir. Nuestra espera activa será la actitud de ser pacientes.

Ser persona de apoyo requiere valorar el tiempo
de manera diferente

Justo porque una de las características de la enfermedad de Alzheimer es su duración, cabe destacar la importancia de la experiencia del tiempo, no sólo del tiempo cronológico sino también del tiempo vivido tanto por el paciente como por la persona de apoyo. Ambos están insertos en el tiempo físico y esto repercute en el tiempo compartido. Si compartir el tiempo es estar juntos, tanto en la persona de apoyo como en el paciente, sin descuidar la atención, la dedicación, la presencia, es posible estar interesados, divertidos, aburridos o indiferentes. Si nos interesamos y divertimos, el tiempo compartido se nos hará como un suspiro; si nos aburrimos o estamos indiferentes, el tiempo compartido se nos hará una eternidad. En ambos casos, la experiencia del tiempo es muy importante, pero los niveles serán diferentes.

Para la persona que apoya –aun con las limitaciones sociales y de tiempo que la enfermedad impone– su tiempo vivido es en relación con otras personas y actividades; tiene sus capacidades físicas e intelectuales normales, se desplaza, se interroga. En cambio, el enfermo vive su tiempo en referencia al aislamiento... al aburrimiento... a la soledad... a la espera o a los deseos de que alguien pueda estar con él, entretenerlo y "dedicarle tiempo".

Ser una persona de apoyo requiere respeto

Otorgar apoyo es reconocer lo que es individual y diferente en cada persona.

El respeto es el reconocimiento hacia la persona en sí misma, independientemente de sus conductas. Muchas veces tendemos a emitir un juicio valorativo en contra de alguien porque vemos sus actos y lo que no vemos es la intención que está detrás de las conductas. Podemos no aprobar ni estar de acuerdo en lo que hace y la acción en sí puede ser reprobable, pero no podemos reprobar el valor de la persona como ser humano. Respetar es aceptar a la persona tal cual es y está, no como quisiéramos que fuera o estuviera. Es también reconocer que puede elegir sus propias alternativas y tomar sus propias decisiones, aun con las equivocaciones que pudiera cometer, porque es una persona diferente, con derechos propios y necesidades que requieren ser respetadas.

Ser una persona de apoyo requiere calidez
A veces comunicar apoyo no sólo se logra con palabras. Transmitir calidez es enviar mensajes de "estoy contigo" a través del lenguaje no verbal. La gesticulación de nuestro rostro, la forma en que miramos, el tono de voz que empleamos, los ademanes que hacemos con las manos y los brazos, la postura que adoptamos en determinados momentos y ante ciertas situaciones así como el contacto físico, son medios para comunicar emociones cálidas y positivas a otra persona.

Ser una persona de apoyo requiere ponernos en el lugar del otro
Se requiere de una voz que hable, dos oídos que escuchen y disposición para adentrarse en el mundo emocional del otro. Escuchar es un esfuerzo para oír y entender no sólo el contenido de lo que está expresando la otra persona, sino también los sentimientos que están detrás de las palabras. Escuchar y entender a la persona no sólo es comprender el problema, sino sentir con la persona. Es preguntarse: "Si yo estuviera en esas circunstancias, ¿qué sentiría?... Si me encontrara en su situación, ¿cómo actuaría, cómo reaccionaría y cuáles serían mis

sentimientos reales?". Es llegar a identificarse con el otro de manera transitoria como si se dijese a sí mismo: "Quizás algún día yo también puedo encontrarme en circunstancias similares y tal vez tendría las mismas reacciones o actuaría de la misma manera". Esta especie de comparación toma en cuenta que somos nosotros mismos con nuestra vida personal y nuestras propias experiencias, pero experimentando momentáneamente un profundo sentido de semejanza y de identificación con el otro.

Apoyar es ver el mundo con los ojos del otro, sentir con el corazón del otro. Querer apoyar a alguien requiere de la actitud interna de querer entregar algo valioso de nosotros mismos: nuestro tiempo; hacer a un lado nuestras preocupaciones, asuntos o intereses, hacer un acto de voluntad y dar toda nuestra atención a esa persona. Durante ese tiempo permaneceremos sin hablar de nosotros, sin ponernos de ejemplo ni comentar acerca de nuestros problemas, sin preocuparnos de lo que vamos a decir, sin criticar, sin hacer juicios, sin moralizar, culpar ni hacer interrupciones. Es olvidarnos de nosotros mismos para escuchar en silencio, es respetar a la persona en lo que dice y siente; es percibir lo que está experimentando y es empezar a comprender cómo es la vida para alguien más. Comunicar esta percepción con nuestras palabras es reconocerle lo que está sintiendo. Es tender un puente de acercamiento al otro y hacerle saber que lo aceptamos y comprendemos en su situación.

Ser una persona de apoyo requiere ser auténtico

Para dar apoyo no necesitamos ser perfectos, sino ser y estar con lo que somos, sin pretensiones, falsedades o fingimientos, sin sentirnos omnipotentes ni creer que debemos saber o hacer todo. Ser auténtico implica no forzarnos a ser algo diferente de lo que realmente somos, moviéndonos con la libertad de estar haciendo lo que queremos porque creemos que nos es significativo y valioso y no por hacerlo como una imposición o por satisfacer las expectativas de otras personas.

Obligarnos a creer que deberíamos ser más experimentados puede bloquearnos a que, tal vez, lo que tenemos para dar es lo que alguien más necesita recibir; exigirnos ser más elocuentes puede impedir expresar lo que tenemos para decir y que probablemente sea lo que el otro necesita escuchar. Quizás algunas veces, lo único que podamos ofrecer sea el reconocimiento de nuestra propia impotencia, confusión, torpeza o incapacidad para estar con el paciente o los familiares o para ayudar a resolver problemas prácticos pero con la actitud de simplemente estar a su lado, de hacerles saber que estamos dispuestos a estar con ellos. Éste puede ser todo el apoyo que tengamos para dar y, quizás, sea todo el apoyo que los demás requieran.

Ser personas de apoyo requiere un esfuerzo adicional con límites
Apoyar es comprometernos a ofrecer nuestra disponibilidad dentro de nuestras posibilidades. Asumir el compromiso de convertirnos en personas de apoyo requiere conocimientos, voluntad y esfuerzos adicionales. Ofrecer nuestra disponibilidad es comunicar a los familiares que tienen la libertad de acudir a nosotros cuando nos necesiten. Quizás no siempre recurran, pero el simple hecho de saberlo puede representarles un alivio. Esta disponibilidad que ofrecemos requiere que sea clara y precisa, de acuerdo con nuestras posibilidades y limitaciones, lo cual nos facilita su cumplimiento.

Ser una persona de apoyo es convertirse
en "una esponja de emociones" [106]

Habrá veces en que aquel al que apoyamos experimente conflictos no resueltos, rabias no expresadas, miedo, vergüenza, resentimientos. Nuestro papel será acogerlo y absorber sus "malos" estados de ánimo, si está enojado o triste; así mismo crear un espacio seguro para ser totalmente humanos y ayudarle a sobrellevar el pánico, la desesperanza, la impotencia. Si es necesario compartir lágrimas, compartámoslas. Permitamos que nuestras lágrimas afloren, se deslicen. Tal vez necesitan estar presentes para alguien más, así como para nosotros mismos, porque quizás nuestra única tarea en esos momentos sea alentar y fortalecer a que alguien experimente compasión. A veces nos preocupamos de qué decir, qué hacer y, en algunas ocasiones, ayudar puede significar escuchar sin decir una sola palabra. Otras, lo único que se necesita es abrazarlos y no hacer nada, sino únicamente estar ahí, una presencia muda e inútil —quizás desde nuestro punto de vista— pero efectiva para absorber su dolor, sus quejas, sus aflicciones.

No obstante, enfrentar día a día el sufrimiento no es una tarea fácil. Ser una esponja de emociones es estar sensible a las experiencias concretas del paciente y/o de sus familias, a lo que experimenten y sientan. Esto no nos exime de nuestros propios sentimientos, de nuestras propias tristezas, de nuestras propias congojas, de nuestra propia soledad. Nuestra historia de vida también se ve tocada con las historias y presencias de aquellos a quienes apoyamos y lo que hacemos para los demás tenemos que hacerlo para nosotros mismos. Es importante

---

106 Wilber Ken, "On being a Support Person". *The Journal of Transpersonal Psychology*, Vol. 20, Núm. 2, 1988. p. 147.

reconocer nuestras propias necesidades y limitaciones, clarificarlas dentro de nosotros para que sirva a nuestro propio crecimiento. Quizás encontremos quién nos escuche en un ambiente confiable, amistoso, familiar, un grupo de apoyo y, si es necesario, una ayuda profesional.

La mayoría de los seres humanos llevamos una existencia tranquila, anónima, mientras transitamos por este mundo. Lo más probable es que no haya desfiles ni monumentos en nuestro honor. Pero no por eso disminuye la importancia de la huella que podemos dejar, porque hay muchísima gente esperando a que alguien como nosotros aparezca en su vida, gente que tendrá en buena estima nuestra compasión y nuestro estímulo y que está necesitada de nuestros talentos particulares. Son personas que tendrán una existencia más feliz sólo porque nos tomamos el tiempo para compartir con ellas lo que tenemos que dar.

A menudo subestimamos el poder de una caricia, de una sonrisa, de una palabra amable, de una escucha, de un cumplido honesto o del acto más pequeño de cuidado, de todo aquello que tiene el potencial de darle un giro a la vida. Es estimulante considerar que siempre existen oportunidades infinitas para hacer sentir nuestro amor.[107]

El apoyo es importante. A través de nuestros actos podemos hacer y dejar un mundo mejor, a la vez que nos estamos ayudando a nosotros mismos. Es en la vida diaria, con nuestras experiencias cotidianas, cuando necesitamos y podemos ayudarnos uno al otro; alguien puede ayudarme a mí y yo puedo ayudar a alguien más.

---

107 Buscaglia. F. Leo Ph D., *Born to love.*

Sin embargo, en la práctica, vemos que a veces es difícil compartir, que no basta desearlo para lograrlo. Dar auténticamente de lo que somos, de lo que tenemos, de lo que hacemos, de lo que pensamos, nos cuesta trabajo y nos resistimos.

Ahora bien, muchos se preguntarán cómo, a quién, qué, cuándo y por qué dar. Responder estas preguntas es una decisión personal. Para dar no se necesita ser un profesional; cualquier persona, si quiere, puede hacerlo. Todos necesitamos ayuda. Lo importante es que no se adopte una actitud de "yo sé más que tú" o de esconderse detrás de una fachada, de jugar un papel o de sentirse importante o necesitado.

¿Cómo dar?

Hay personas que creen que no saben cómo dar; pero que esto no se convierta en una limitante para hacerlo. Para saber cómo, ante todo se necesita querer y este querer es ya empezar a dar. Pero no sólo es quedarse con la intención; es estar disponible para acudir al llamado del otro.

¿A quién dar?

No importa dónde esté uno, basta con voltear y ver que siempre hay alguien que necesita ayuda. Ese alguien puede ser de la propia familia o puede ser aquel que estando fuera necesita de nosotros. Uno sabe quién nos puede necesitar para tenderle una mano.

¿Qué podemos dar?

Podemos dar desde cosas físicas y materiales hasta tiempo, compañía, escucha, presencia, afecto, gestos de cariño y esto, de alguna manera, todos lo tenemos o lo podemos aprender.

¿Cuánto dar?

Lo que queramos dar de una manera libre. Cada quien decide la cantidad, la calidad y los límites.

¿Por qué dar?

Porque el dar nos abre a la posibilidad de descubrir nuestra generosidad, de descubrir que tenemos fuerzas y recursos y que éstos no se agotan, sino al contrario, tienen un efecto multiplicador hacia los demás y hacia nosotros mismos; porque no sólo enriquece al otro, sino que nosotros salimos más enriquecidos y, además, porque recuperamos una sensación de propia valía, de dignidad, de volvernos mejores personas y de crecimiento interno.

De hecho, si examinamos nuestra vida podemos ver que somos personas de apoyo. Quizás en nuestra vida cotidiana hacemos pequeños actos y, en algunos momentos especiales, en nuestras relaciones, cuando ha sido necesario, hemos estado ahí y hemos dado.

Otras veces la vida nos pone en circunstancias en que tengamos que convertirnos en personas de apoyo, como acontece cuando un ser querido padece la enfermedad de Alzheimer o cualquier otra situación límite, pero también puede haber ocasiones en las cuales, sin que la vida nos haya puesto en circunstancias forzosas de asumir esta función, podemos decidirlo como una opción de vocación de servicio, de entrega hacia los demás.

CAPÍTULO 6

La experiencia como aprendizaje y enriquecimiento

Con todo esto... existe además la posibilidad de enriquecernos.

Guillermo Pareja comenta que no siempre la cultura en nuestro siglo ha insistido lo suficiente en presentar la imagen doliente del ser humano como fuente de crecimiento, maduración y enriquecimiento. Sólo se crece en humanidad cuando asimilamos el sufrimiento. El sufrimiento es algo más que crecer, significa también madurar. La maduración tiene como base que el ser humano llegue a alcanzar su libertad interior, es decir, ser libre pese a las circunstancias y a las dependencias externas. Finalmente, el ser humano no sólo puede crecer en su sufrimiento, sino enriquecerse.

Una experiencia límite, como es el caso de la enfermedad de Alzheimer, puede ser el impulso hacia una existencia más humana, auténtica y comprometida.

Paradójicamente, todo el proceso de sufrimiento por el cual han pasado todos aquellos que rodean al paciente puede convertirse en aprendizaje y ampliar su ser gracias a esa experiencia.

Deliberadamente se dice "puede ser", porque el sufrimiento en sí mismo es una adversidad, no es una fortuna, y no resulta fácil verlo como algo positivo. Cuando los familiares se preguntan con enojo "¿por qué a ella o a él?" les es difícil aceptar que de ese precio alto y doloroso pudiera derivar algún beneficio. Éstos son cuestionamientos muy válidos y muy humanos ante la desesperanza y la impotencia de esta condición. Frente a esta injusticia no existe respuesta para atenuar ese dolor o para, en esos momentos, cambiar la realidad por algo mejor. Es entonces cuando tenemos que apelar a nuestros recursos personales, para hacer frente a lo que quisiéramos que la vida nos diera y que ésta no nos da. Ver esta experiencia como algo positivo requiere creer que todo en la vida guarda algún valor y que, aun lo adverso, puede ser origen de enriquecimiento si se le llega a afrontar y transformar. Para llegar a este momento es necesario revisar si se ha elaborado el duelo definitivo.

Después de haber otorgado cuidados por tanto tiempo, una vez que nuestro ser querido ha fallecido es necesario aprender a vivir con su ausencia. Sobreponerse a esta pena lleva tiempo. Cuánto... es impredecible, ya que la forma en que pueda sobreponerse dependerá de la situación concreta de cada familia y de la manera en que se hayan vivido las etapas del duelo anticipado. No es lo mismo la situación del cónyuge sobreviviente o el de la hija que nunca se casó, ambos sin hijos, los cuales están enfrentando su propio proceso de envejecimiento y se quedan solos, a la situación de cónyuge con hijos, quien puede encontrar apoyo y cercanía, o de la abuela viuda que fallece y ya sus hijos y nietos tienen vidas personales formadas. Cada persona necesita sobrellevar su aflicción a su manera y, de acuerdo con sus circunstancias, habrá quienes requieran mayor apoyo. Recordemos que haber vivido el duelo anticipado fue haber pasado por el proceso de adaptación emocional a las pérdidas que iban sufriendo tanto los familiares como el paciente y haberlas aceptado.

Si bien este proceso no evita el dolor y la tristeza ante la ausencia definitiva, es importante porque ayuda a que el duelo definitivo sea más llevadero. Si no se vivió el duelo anticipado, este duelo definitivo es la ocasión para que se viva ahora y poder deshacerse de todo aquello que se ha acumulado y que no se ha permitido expresarse, para que no se convierta en duelo patológico, es decir, perpetuándose e impidiéndose vivir libres.

Aun con todas las emociones que se vivieron, la muerte del ser querido hace que resurjan sentimientos que se creían enterrados. Resurgen tristezas, depresiones, algunos familiares sienten culpa y enojo por reconocer y no aceptar sus errores e imperfecciones, o por lo injusto de la enfermedad. Aceptarlos y expresarlos permitirá que la recuperación sea más rápida.

Este proceso de recuperación para los familiares y las personas que rodearon al paciente precisa que se les brinde escucha y apoyos efectivos. Es importante que haya a quién confiar su cansancio, su tristeza, sus recuerdos, su sufrimiento constante, y ese alguien requiere escucharlos las veces que sea necesario, porque la expresión reiterada de su aflicción ayuda a resolver su proceso de duelo definitivo.

✦

Conforme pasa el tiempo, poco a poco vamos asimilando el dolor de la pérdida, quedándonos con una profunda certeza de sabernos transformados y sentir que la experiencia ha dejado una huella en nuestras vidas. Quizás sea el momento en que se empiece a entrever lo que no se había podido ver antes, y preguntarnos: ¿y ahora qué? ¿qué nuevas posibilidades tenemos de incorporar todo este aprendizaje para seguir enriqueciendo nuestras vidas?

Tal vez el primer paso sea recuperar la experiencia y preguntarnos cómo nos quedamos después de todo este proceso que se convirtió en un objetivo importante en nuestras vidas y ante el cual fuimos instrumentos para el cuidado continuo de nuestro ser querido, ya sea como familiares o cuidadores pagados. Quizás nos puede ayudar a enriquecernos hacer un rescate de su vida y de nuestra presencia en ella. Realizar este recorrido no sólo nos puede ayudar a ver qué fue lo que nos mantuvo unidos, sino que también nos ofrece conocimientos acerca de nosotros mismos. Repasar las diferentes etapas de nuestra historia, ya sea desde el momento de la enfermedad o desde antes, nos pone en contacto con una corriente afectiva que nos transmitía que teníamos un lugar en su mundo, que hubo momentos que fueron clave en nuestra relación y que explican mucho de lo que hicimos por ella o él.

Si bien es desgarrador que a nuestro ser querido le hubiera dado esta terrible enfermedad, nuestra presencia en su proceso le confirió un sentido que ya no se podía dar a sí mismo, pero que el haber estado con él por momentos, ratos o días, el haberlo tomado en cuenta para las celebraciones importantes y triviales dentro de la familia, fue haberle otorgado un sentido a su vida, a su sufrimiento.

Asimismo, nuestro ser querido con su presencia continua y prolongada, con todas las limitaciones para comunicarse, fue para algunos un testimonio de ejemplo a seguir, comunicando con su silencio que aun en esas circunstancias la vida continúa y uno debe continuar en ella enfrentando y superando las dificultades.[108]

---

108 Testimonio de un familiar.

Y para nosotros, recuperar los hechos significativos de haber participado en esta experiencia recordando los momentos en que fue evidente que estuvimos ayudando, los momentos en que también sufrimos y los fuimos sobrepasando, es reconocer que por mal que lo hayamos hecho o por doloroso que haya sido, también hubo un sentido de vida en lo que hicimos y que, a partir de esta experiencia, nuestra vida ya no es la misma, ya estamos transformados por el dolor. En esta transformación fuimos incorporando aprendizajes nuevos.

Quizás adquirimos una mayor conciencia de los valores trascendentes, aquellos en los que el ser humano se recupera en su esencia como persona sin importar lo circunstancial. O frente al hecho de tomar conciencia de nuestra propia muerte, podemos empezar a valorar más el presente, las relaciones personales, nuestro trabajo cotidiano, nuestros valores, nuestra visión del mundo.

✤

Quizás otro hecho importante fue empezar a tomarnos en cuenta a nosotros mismos. Tal vez mucho tiempo antes de que nuestro ser querido tuviera la enfermedad de Alzheimer, algunos no nos habíamos dado los espacios para darnos cuenta de que nuestras necesidades también contaban. El hecho de haber pasado por la experiencia de la enfermedad y de nosotros estar bien para poderlo cuidar, fue el medio para empezar a conocernos más como realmente somos, de probarnos en lo que creíamos de nosotros, de reconocernos en nuestras capacidades, de aceptar más nuestras limitaciones, de tocar más de cerca nuestras carencias, de respetarnos y dejarnos ser en nuestra vulnerabilidad, de cuidarnos y ver más por nosotros mismos. Por necesidad, la vida nos puso en una situación que nos dio la posibilidad de incrementar nuestra autoestima y confiar más en nuestros propios recursos.

Este confiar más en nosotros mismos probablemente lo aprendimos o reafirmamos dentro de un grupo de apoyo. Tal vez muchos de nosotros, en nuestros círculos más cercanos, percibíamos de nuestros interlocutores miradas de extrañeza e incredulidad cuando les confiábamos lo que acontecía con nuestro ser querido. Este hecho y la necesidad que existía de informarnos, de sentirnos escuchados y comprendidos, nos obligó a buscar otro tipo de apoyo y una de las posibilidades más efectivas es la de los grupos de apoyo.

Quienes tuvieron la oportunidad de asistir a estos grupos, seguramente aprendieron que al haber compartido de ellos mismos con personas ajenas y diferentes se mostraron vulnerables, encontraron aceptación sin necesidad de que se mostraran fuertes, amables, complacientes, simpáticos o inteligentes, porque se abrieron a la posibilidad de mostrarse como son, no sólo con sus partes buenas, sino también con sus imperfecciones, sus fallas, sus estados de ánimo apagados, sus defensas bajas, esto es, se arriesgaron a mostrarse con su humanidad.

De esta manera, revisamos y vemos que fuimos encontrando relaciones de solidaridad y afecto que se unieron a nuestra necesidad de sentirnos escuchados, comprendidos, orientados, y que nos fueron nutriendo de información y experiencias en nuestros pasajes de desolación y desconcierto. Paulatinamente se nos fueron abriendo caminos de esclarecimiento. Fuimos adquiriendo una mayor conciencia de las propias posibilidades, nos fuimos reconociendo en las historias de los demás, nos fuimos hermanando porque el sufrimiento propio se convertía en el sufrimiento de los otros, los dejamos de percibir como ajenos y diferentes y nos fuimos sintiendo tranquilos de pertenecer a un grupo en el que nos identificábamos dentro de un ambiente comprensivo, seguro, ausente de reproches, de juicios, de moralizaciones. Haber estado en el grupo fue emprender juntos un camino difícil que nos llevó a encontrarnos más con nosotros mismos y realizarnos más en nuestras capacidades.

Para aquellos que no asistieron a un grupo durante el proceso de la enfermedad, no importa; todavía pueden tener la oportunidad de asistir, su experiencia va a ser valiosa. Además, el grupo de apoyo [109] les puede ayudar a que elaboren o terminen de elaborar el duelo definitivo y a recuperar todo aquello que sí hicieron como un trabajo personal de reafirmación.

❖

Otro aprendizaje muy importante es ponernos en paz con el pasado, soltando y dejando ir. Dejar ir significa quitar nuestra energía y atención de una persona, de una experiencia en particular o de cosas que, en el pasado, ocuparon un lugar en nuestras vidas, y centrarnos en lo que sucede aquí y ahora, en lo que tenemos en el momento presente.

Tal vez aprendimos que vivir cada día con quien era nuestro ser querido fue una buena respuesta para sobrellevar la enfermedad. Habernos desprendido de la sombra de su personalidad, aceptar lo que sí tenía e iba siendo cada día, nos puede permitir ahora desprendernos de todo aquello que nos obstaculiza y dedicar nuestra energía a lo que sí tenemos o queremos hacer.

---

109 Son grupos especializados de autoayuda para personas que brindan cuidados. Vea la nota 68 de pág. 74.

La vida es un proceso de aprendizaje, y si dejamos ir situaciones, personas, cosas, o aun experiencias significativas, es porque ya cumplieron su cometido, ya nos dieron y obtuvimos de ellas lo que necesitábamos aprender. Aferrarse a ellas es obstinarse a seguir en un pasado que en nuestras circunstancias actuales ya no tiene cabida. Aprender a soltar y dejar ir es importante porque hará que nuestra vida presente sea menos dolorosa, más rica y más aceptable hacia lo que vendrá.

❖

Si hemos llegado a este presente de recuperación es porque tuvimos que pasar por muchas situaciones terribles, difíciles, dolorosas y fue a través de lo que hicimos que fuimos aprendiendo, aprendizaje que ahora es importante rescatar porque si bien por un lado seguirá existiendo esta inquietud de lo injusto de la vida, no sólo ante la enfermedad sino ante otras situaciones humanas, por otro lado existe la posibilidad de que hagamos de nuestra vida actual una experiencia nueva.

Tener esta visión realista de aprendizaje nos permite saber si dimos lo mejor de nosotros de acuerdo con nuestras posibilidades y limitaciones y, si fue así, reconozcámoslo en nosotros mismos; necesitamos darnos crédito por nuestros logros y quedémonos tranquilos. Si nos queda la duda de que pudimos haber dado o hecho más o mejor, démonos la oportunidad de aprender de nuestros errores, reconociéndolos, aceptándolos y perdonándolos, confiando en nosotros para emprender nuevas acciones. Tal vez podamos hacerlo mejor en situaciones semejantes o paralelas.

Tomar en cuenta a los necesitados, escucharlos, darles presencia, paciencia, reanudar lazos afectivos y familiares puede ser una oportunidad para reparar lo que no hicimos con nuestro ser querido y reconfortarnos con saber que es en el presente donde tenemos la oportunidad de cambiar y ser mejores.

❖

Haber incrementado nuestra autoestima, creer más en nosotros y en nuestras fuerzas, sentirnos más seguros y asertivos, nos da la posibilidad de enfrentar la vida con más confianza y optimismo, de ser auténticos, de crear relaciones sólidas, profundas significativas, con el riesgo de a veces ser traicionados, rechazados o abandonados... y seguir confiando.

❖

Podemos convertirnos en agentes de cambio dentro de nuestro entorno y ser acompañantes que puedan ayudar a otros a encontrar un sentido más pleno en sus vidas, ya sea dentro del contexto de un grupo de apoyo o en nuestras vidas cotidianas. Podemos dar de nosotros mismos a los demás, a nuestra familia, compartir esperanzas, compartir nuestras propias historias, escuchar las de otros.

❖

Saber que otros han sobrevivido a experiencias igualmente devastantes nos ofrece esperanza aunque esto no disminuye nuestro propio sufrimiento personal. Nuestros sufrimientos son únicos, individuales y solitarios. Nunca pueden ser plenamente compartidos, comprendidos o reconocidos en toda su profundidad por alguien distinto, a no ser que seamos nosotros mismos.

Cuando ya salimos de ellos y los vemos a distancia, también nos ayudan a apreciar los tiempos ligeros y fáciles. El dolor experimentado plenamente intensifica los tiempos de placer, de gozo, de alegría. Compartir con otros nuestra experiencia acerca del sufrimiento propio, les ayuda a recordar que su sufrimiento también es soportable y para nosotros, hacerlo, disminuye su peso emocional.

Necesitamos considerar que cada problema, cada crisis, cada circunstancia difícil por las que atravesamos, es nuestra preparación para dar otro paso en nuestro camino de crecimiento, y el sufrimiento es uno de nuestros denominadores comunes como partícipes de la vida humana. Inevitablemente seguiremos enfrentando situaciones difíciles y experiencias dolorosas, acontecimientos sobre los cuales no tenemos opción, pero lo que sí es nuestra opción es ejercer nuestra voluntad y decidir de manera libre nuestras actitudes y respuestas a cada acontecimiento. El hecho mismo de tomar una actitud libre y específica ante el dolor o el sufrimiento nos enaltece como personas pero, además, le da un sentido a ese sufrimiento.

❖

Permitir que este proceso doloroso nos hubiera transformado de una manera importante fue también haber cambiado nuestra visión del mundo y, quizás, haber aprendido que nada de lo que nos puede hacer felices se encuentra afuera. Nuestra capacidad de amor, de entrega, de aceptación de nosotros mismos, de ternura, de coraje, de valentía, de libertad está dentro de nosotros. Estos recursos nos generan confianza, seguridad. Hoy nos sirven para recomenzar, para continuar, para vivir y son los recursos personales que podemos tener para hacer frente a cualquier circunstancia que la vida nos ofrezca.

❖

Tomar conciencia de todos estos aprendizajes que fuimos adquiriendo a través de todo el proceso de la enfermedad sirve para que aquí, en el presente, tengamos una vida que continúe, y es en este presente donde tenemos la oportunidad de aplicarlos, porque también sabemos que vamos a morir. La filosofía budista tibetana dice: "Si sabemos que nos vamos a morir podríamos vivir cada instante como si fuera el último, y al vivir cada instante como si fuera el último, viviríamos nuestra vida con plenitud y entrega, por lo tanto, hacer a la muerte una aliada es en realidad reconciliarse con la vida."

Tener esta conciencia nos ofrece la posibilidad de que sólo ubicándonos en el presente y viviendo en contacto con lo que nos rodea, el estar aquí y ahora con alguien o con algo, es como podemos dar sentido y enriquecer la propia vida.

Quizás empezar a saborear lo cotidiano, lo que tenemos a la mano en estos momentos es un lujo que nos podemos dar "...¿qué es el lujo? No necesariamente la posesión de cosas. Pasearse en primavera por el campo, es un lujo; ser feliz cuando tanta gente sufre, es un lujo; estar sano entre tantos enfermos, es un lujo..."[110]

Vivir el presente no es descubrir lo espectacular, sino convertir lo cotidiano en espectacular.

❖

Ante la enfermedad de nuestro ser querido, con toda la desgracia y el infortunio que experimentamos y con todo el aprendizaje que incorporamos, si nos damos la oportunidad de verlo como enseñanza positiva, gracias a lo que pasamos, tuvimos la posibilidad de mostrar de manera más profunda nuestra humanidad, y desarrollar un potencial que probablemente teníamos adormecido, al cual muchas veces no le hacíamos caso o pasaba desapercibido dentro de nuestra cotidianidad.

---

110 Yourcenar, Marguerite, *Con los ojos abiertos. Entrevistas con Matthieu Galey*, Emecé Editores, Buenos Aires, 1982, p. 259.

Esta situación incierta y desconocida al principio, a la que fuimos conociendo con el tiempo, aunada a todas las reflexiones contenidas a lo largo de este trabajo, tal vez nos ayudaron a ver que somos lo suficientemente humanos para haber enfrentado esta situación y haber puesto tanto nuestras bondades como nuestras imperfecciones al servicio de nuestro ser querido. Haber logrado esto con lo que éramos, más lo que fuimos capaces de ser, con todas las posibilidades de cambio que tuvimos, nos hará reconocer que nuestra vida es la prueba de que se puede vivir con la desgracia... salir de ella fortalecidos... y con recursos propios para cambios futuros.

Vivir es tener confianza en nosotros mismos y en la vida. Es saber que nada es seguro excepto la muerte, y que la seguridad es "aprender a vivir con la incertidumbre de la vida."[111]

---

111 Comunicación personal del maestro Carlos Pulido Ballesteros, catedrático de la UIA, México, 1995.

Capítulo 7

El sentido de la enfermedad

Termino este trabajo con la esperanza de que este esfuerzo se haya convertido en una invitación para que el familiar o lector haya hecho un recorrido dentro de sí mismo, al haber compartido con él cuestionamientos existenciales que forman parte de su realidad concreta, tanto en su aspecto personal como en su situación –ya sea por poco o mucho tiempo– de ser acompañante de un ser querido con la enfermedad de Alzheimer.

Mi intención fue demostrar que la enfermedad de Alzheimer es una experiencia humana con una posibilidad integral de sentido de vida, tanto para el paciente como para las personas que lo rodean, bajo el marco teórico del enfoque existencial humanista.

El enfoque existencial humanista hace un llamado a ver la vida y a los seres humanos a partir de su realidad, como realmente son, para que la persona cobre conciencia de su responsabilidad, se comprometa frente a sí misma a constituirla de acuerdo con sus propios valores y busque un sentido para su propia vida. Su compromiso no sólo es consigo misma, sino también está comprometida con su entorno social, ya que el crecimiento y el desarrollo propio realmente no existen si no es en un contexto donde está el otro, los otros. El crecimiento nunca se da en aislamiento. Esto plantea la perspectiva de po-

nernos frente a los demás con la posibilidad de adquirir sentido social y, ante este contacto con la comunidad, generar una
conciencia social.

Con estos postulados, sé por experiencia personal y profesional que el enfoque humanista existencial se convierte en
una propuesta muy importante no sólo para el crecimiento
personal del individuo, sino también para el encuentro con
situaciones desoladas en donde están los demás, como las
enfermedades terminales entre las cuales está la enfermedad de
Alzheimer.

❖

Las demencias agrupan diferentes tipos de enfermedades cuyo
origen, en su mayoría, es desconocido. Lentamente destruyen
la personalidad de los pacientes en sus capacidades físicas,
mentales y sociales. La enfermedad de Alzheimer es la más
común de las demencias. Es una enfermedad terrible porque
representa lo que nadie quisiera para sí. La persona afectada
pierde control de sí misma, de las decisiones acerca de su vida,
de su capacidad para elegir, de su conciencia, y pareciera
que deja de ser el ser humano que siempre fue.

La enfermedad de Alzheimer irrumpe y hace estragos en la
seguridad habitual del paciente y de sus familiares y éstos se
verán obligados a enfrentar situaciones complejas. Hace sentir
que el ambiente interno y externo está fuera de control, dejando una sensación de desamparo y vulnerabilidad.

El curso indeterminado de la enfermedad y las conductas
impredecibles del paciente ponen innumerables demandas en
todos aquellos afectados por la enfermedad. Esta misma incertidumbre hace que se cuestionen su propia capacidad de compromiso, presencia, tolerancia, proximidad, aceptación.

La extinción gradual del paciente plantea a los que lo rodean una tarea excepcionalmente difícil, porque no es que el paciente se esté deshumanizando, sino más bien es el entorno el que puede deshumanizarse al dejar de ver y tomar en cuenta que ahí sigue estando una persona, un ser humano que aunque no esté dando señales de reconocimiento y aprobación, sigue necesitando afecto, presencia, disposición para estar con él, con una atención individualizada como se la damos a cualquier persona que nos interesa y con una atención especial porque afecta los estratos profundos de la persona.

Desgraciadamente los pacientes tienen muy pocas probabilidades de hacer uso en primera persona de lo que se ha dicho hasta aquí, porque ya no tienen estas posibilidades de asimilar la información que les podría servir para aceptar su enfermedad (en el sentido que aquí hemos hablado), pero este enfoque se convierte en gran ayuda y utilidad directa para el enfermo en manos de aquellos que sí se preocupan por aplicarlo.

En nosotros está la humanidad, esta cualidad existencial de formar parte de un todo humano y ser solidarios en el sentido de reflejarme en el otro y el otro reflejarse en mí... "yo soy Tú y Tú eres Yo".[112]

En el enfermo esto ya no es posible, la posibilidad está en nosotros. El enfermo ya no tiene esta conciencia de humanidad. Nosotros la tenemos. Nosotros, que tenemos esta conciencia de ser humanos, que hace que compartamos una finalidad común en la que no sólo existe la posibilidad sino la obligación moral de mantenerla y ratificarla ante todo. Seguir ratificando al enfermo es seguirle dando esa calidad de ser humano, recuperar esa esencia que propone el humanismo del

---

112 Buber, Martin, *Yo y tú*, Ediciones Nueva Visión, Buenos Aires, 1984, p. 76.

valor y dignidad de la persona aun con deterioros, limitaciones e incapacidades. A partir no sólo de la empatía y de la aceptación positiva e incondicional, el familiar, la persona que lo atiende, la persona de apoyo o el profesional pueden generar una actitud de compasión, esto es, de presencia junto al que sufre, hacia el paciente desvalido, hacia la persona que necesita de ellos y esto le confiere un sentido tanto al enfermo como a los que están con él.

Para las personas que rodean al paciente y sus familias pueden verse beneficiados porque esto les brinda la oportunidad de estar, de entender de una mejor manera, ayudar y acompañar a otra persona.

Para los familiares, poner en práctica los postulados del enfoque humanista existencial al mismo tiempo los confronta con sus propias vidas, sus limitaciones, frustraciones, impotencias, desesperaciones, junto con la posibilidad de recuperar sus recursos latentes, de descubrir su capacidad de ser más generosos, de volverse más comprensivos, de valorar otras formas de comunicación con el paciente y con los demás, de volverse más cercanos dentro de su unión familiar. Asimismo, les ofrece la oportunidad de entenderse, explicarse y justificarse a sí mismos y darle sentido al sacrificio, al enojo, la culpa y el perdón, a la soledad, al sufrimiento y al dolor.

Aun después de que la experiencia ha terminado, los que acompañaron se quedan con un aprendizaje importante que les sirve para aplicarlo a su propia vida, porque han adquirido una mayor conciencia de su propio valor, del valor de su vida, y les corresponde ejercer su libertad para hacer uso de ello.

La enfermedad de Alzheimer es un reto que la vida nos pone para averiguar quiénes somos, cuánto podemos dar, cuánto podemos amar. Nos enfrenta a una crisis no en el sentido de destrucción, sino como algo que está cambiando. Contribuye a una formación más saludable porque requiere un cambio en actitudes y costumbres, una mayor exigencia en nuestras vidas, un mayor compromiso con la colectividad. Nos deja una huella. Tenemos elementos para hacer una vida más productiva, más útil, más feliz, con posibilidades de ayudar. Nuestra huella compartida deja una huella en los demás.

Epílogo

El fenómeno de la vida es algo único, personal y bello. También es algo trágico. En esta parte trágica, entre otras desgracias, está la enfermedad de Alzheimer.

Continuar viviendo con el dolor constante como compañero de vida requiere voluntad, confianza, valor, compromiso y mucho esfuerzo. Es una lucha diaria que a menudo puede parecer vacía, sin sentido ni esperanza.

Podemos hacer que, dentro de esta experiencia terrible, la vida continúe siendo algo bueno que valga la pena para todos. Este vacío lo podemos convertir en un vacío fértil, que requiere de un cambio de actitud. Lo que hace posible este cambio de actitud ante una situación tan desgastante y devastadora como es la enfermedad de Alzheimer es el amor.

El amor como algo muy difícil de definir, experiencia muy personal que no tiene que ver con la exaltación sensorial.

El amor como aceptación ante el misterio indescifrable que es la enfermedad, dentro de la cual estamos y a la que no nos podemos sustraer.

El amor como reconocimiento de una realidad que así es y que nos tocó sin que el paciente o nosotros hayamos hecho nada para merecerla.

El amor como condición humana, matizado de tantas imperfecciones dificultosas y tantas incomodidades que a veces perdemos la noción de que está presente en nuestras vidas y nuestros actos cotidianos.

El amor como expresión de alegría de vivir, por vivir en un mundo en el que, a pesar de las situaciones inevitables, continúa siendo fundamental la alegría de existir.

Estoy firmemente convencida de que lo único que hace posible y tolerable vivir esta experiencia dolorosa, lo que puede conferirle sentido y significado, lo que ayuda a trascenderla, es el amor.

En Tibet decimos que muchas enfermedades pueden ser curadas por la única medicina del amor y de la compasión. Estas cualidades son la fuente última de felicidad humana y nuestra necesidad de ellas yace en lo más íntimo de nuestro ser.

S.S. Dalai Lama

A quién recurrir

Dentro de mi práctica y experiencia he observado que los familiares necesitan, más que nada, información, apoyo, capacitación y ayuda. Lecturas, grupos de apoyo, cursos de capacitación en torno a la enfermedad y cuidados prácticos, orientación por parte de profesionales externos y, si algunas familias requieren de apoyo en lo particular terapia individual, familiar, grupo de crecimiento, podrán mantener perspectivas saludables para otorgar (se) mejores cuidados. De esta manera, si la familia se ayuda, está ayudando al enfermo.

Cuando a los familiares se les orienta acerca de lo que pueden hacer y están dispuestos a cooperar, pueden recurrir a diferentes alternativas de apoyo, mismas que ya existen a la fecha con el fin de mantener un equilibrio entre las necesidades del paciente y las de ellos mismos.

Directorio de Asociaciones y Grupos de apoyo Alzheimer en la ciudad de México y en el interior de la República miembros de la Federación Mexicana de Alzheimer, A.C. (Fedma)

Grupos de apoyo en el D.F. y zona metropolitana

Asociación Mexicana de Alzheimer y Enfermedades Similares, A.C. (AMAES)
(D.F. y zona metropolitana)
Lic. Heidi Cueto de Von Schirmeister (presidente)
Insurgentes Sur 594, Int. 402
Col. Del Valle
03100 México, D.F.
Tels.: 5523-1526 • 5523-8019 • 5523-8035
Correo e: amaes@data.net.mx
Web: www.amaes.org.mx

Colonos de Echegaray
Sra. Lourdes Vidales
Hacienda de Temixco 12
Bosques de Echegaray
Naucalpan, Edo. de México
Edificio de Colonos de Echegaray
Reunión: tercer martes de cada mes, 18:30 horas

Instituto Nacional de Neurología y Neurocirugía "MVS"
Departamento de Grupos de Apoyo
T.S. Yaneth Rodríguez
(Mireya Chávez)
Av. Insurgentes Sur 3878
Col. La Fama, Tlalpan
14269, México, D.F.
Tels.: 5528-7878 • 5606-3822, ext. 2016
Reunión: primer viernes de cada mes, 12:00 horas

Hospital Regional "Gabriel Mancera"
Marcela I. Feria Ochoa
Gabriel Mancera 222, esq. Xola
Col. Del Valle
03100 México, D.F.
Aula 5, sótano de consulta externa
Tel.: 5639-5822
Reunión: primer miércoles de cada mes, 18:00 horas

**Instituto Mexicano
de Logoterapia de Grupo S.C.**
Madrid 122 1er piso
Col. Del Carmen, Coyoacán
Tels y fax: 56 58 07 58
Correo e: logoterapia@logote-
rapiamexico.com
Web:
www.logoterapiamexico.com

**Instituto Nacional de la
Nutrición y Ciencias Médicas
"Salvador Zubirán"**
Departamento de Geriatría
T.S. Mónica Barragán V.
Vasco de Quiroga 15
Col. Sección 16, Tlalpan
14000 México, D.F.
Aula de consulta externa
(planta baja)
Tel.: 5655-9362
Correo e: monni95@hotmail.com
Reunión: segundo martes de
cada mes, de 10:00 a 12:00
horas

**Fundación Alzheimer
"Alguien con quién contar",
I.A.P.**
(Centro de Día)
Psic. Gabriel López
División del Norte 1044
esq. San Borja, Col. Narvarte
03020 México, D.F.
Tel.: 5575-8320 / 5575-8323
Fax: 5575-0910

Unidad Independencia
Sra. Rosa Farres
Edificio Administrativo
del Ex Zoológico
Calle Río Chico s/n, por el
pozo de agua de la DGOCH
Barrio de San Ramón
Del. Magdalena Contreras
10100 México, D.F.
Reunión: último martes de cada
mes, 10:00 horas

Clínica de la Memoria INAMAP
Dra. Luz Esther Rangel López
y Elisa Farías Cásarez
Tels.: 5688-0615,
cel. 04455 5909-0505
Correo e:
lucesrangel@hotmail.com
Fax: 5536-1425

Asociaciones y grupos de apoyo Alzheimer en el interior de la república mexicana

Federación Mexicana de Alzheimer (Fedma)
Dr. Raúl Gutiérrez
Domicilio particular: Julio Cortázar 100,
Col. Rinconada del Country,
Guadalupe, N.L., C.P. 67140
Tel.: (81) 8317-1774
Correo e:
fedma2002@hotmail.com /
gutierrezrf@hotmail.com
Web: www.fedma.net

AGUASCALIENTES, AGS.

Blanca Aurora Esparza
Granada 147, Fracc. "El Dorado", entre Canadá y Lima
20235 Aguascalientes, Ags.
Tel.: (449) 978-6181
Fax: (449) 978-2152

Centro de Día
Sra. Ruth Landgrave
Casa Hogar "Con Cariño Colibrí", A.C.
Calz. De Las Américas No. 44
Fracc. Vergeles
20100 Aguascalientes, Ags.
Tels.: (449) 912-9113 •
914-3785 • 914-5528

CHIHUAHUA, CHIH.

Dra. Patricia Berlanga Fuentes
Antonio de Montes 2118,
Col. San Felipe
31240 Chihuahua, Chih.
Tel.: (14) 13-9271
Fax: (14) 14-5667
Correo e:
pberglang@infosel.net.mx

CIUDAD VALLES, S.L.P.

Asociación Vallense de Alzheimer y Enfermedades Similares, A.C.
Sra. Elia Líen. vda. de Méndez
Boulevard 48 Sur, Zona Centro
79000 Ciudad Valles, S.L.P.
Telfax: (481) 382 1042 •
(481) 381 4757
Correo e: chatalyne@yahoo.com

CIUDAD MADERO, TAMPS.

Asociación de Alzheimer Tampico-Madero, A.C.
Sra. Nora Eneyda de la Garza de Acevedo (presidenta)
Querétaro 402 Poniente
Col. Unidad Nacional.
89410 Tampico Madero, Tamps.
Tel.: (833) 216-1435
Fax: (833) 210-2602 •
210-5143 • 215-7396
Correo e:
neyni@prodigy.net.mx

CUERNAVACA, MOR.

Asociación Morelense de Alzheimer, A.C.
Psic. Adela Hernández Galván (presidenta)
Calle 10 este, lote 3, manzana 256-B, Los Robles
62500 CIVAC, Jiutepec, Mor.
Reunión del grupo de apoyo: primer domingo de mes
12:00 horas
Popocatépetl y Pico de Orizaba núm. 1 Col. Los Volcanes
Cuernavaca, Morelos
Tel.: (777) 319-3140
Fax: (777) 320-7149
Correo e:
amoalz@hotmail.com /
adehg@yahoo.com

GUADALAJARA, JAL.

Fundación Alzheimer Guadalajara, A.C.
Dr. Víctor Fernando Villa Esteves (presidente)
Calle Esturión 3187
Col. Residencial Loma Bonita
Guadalajara, Jal.
Tel.: (333) 632-4241
Correo e:
alzheimergdl@hotmail.com

Centro de día "Les Champs Elysées"
Av. Xóchitl 194
Col. Ciudad del Sol
45050 Zapopán, Jal.
Telfax: (333) 121-0143

HERMOSILLO, SONORA

Asociación Sonorense de Alzheimer
Sra. María Dolores García Puebla (presidente)
Calle Tres y Ley Federal del Trabajo,
Edificio Cree, Fracc. Bugambilias
83140 Hermosillo, Sonora
Telfax: (662) 210-1662

LEÓN, GUANAJUATO

Fundación Alzheimer León, A.C.
Sra. Ileana Hernández de Sojo (presidente)
Jacaranda 212, Residencial Club Campestre
37120 León, Gto.
Tel.: (477) 773-7555
Correo e:
fundalzleon@prodigy.net.mx

MORELIA, MICH.

Asociación Michoacana de Alzheimer, A.C.
Dr. Guillermo Arce Menocal y Lic. Alfonso González León
Calle Ana Ma. Gallaga 911-A, 2o. piso
Col. Centro o Cuauhtémoc
58000 Morelia, Mich.
Telfax: (443) 313-1761
Correo e:
alzmichoacan@yahoo.com.mx /
arceme@yahoo.com
Reunión de grupo de apoyo:
primer viernes de cada mes,
19:00 horas

MONTERREY, N.L.

Asociación Alzheimer de Monterrey, A.C.
Sra. Alicia Vargas de Treviño (presidente)
Loma Grande 2713 interior 3
Col. Lomas de San Francisco
Monterrey, N. L.
Tels.: (81) 8333 6948
y (81) 8333 6713
Correo e:
alzheimmty@infosel.net.mx

Grupo de apoyo "Estancia Ma. de Lourdes"
Sra. María Antonia González Cordero
Tel.: (81) 8346 0816
Correo e:
dulce_hg@hotmail.com
Reunión: primer lunes de cada mes

Grupo de apoyo de Guadalupe, N.L.
Sra. Lilia Mungaray Manríquez
Tels.: (81) 8479-0278 / (81) 8337-0638
Reunión: primer miércoles de cada mes

Grupo de apoyo "Hospital San José"
Sra. Alicia Vargas de Treviño e Ing. Raúl Rodríguez
Tel.: (81) 8333-6713
Reunión: tercer miércoles de cada mes

Grupo de apoyo para esposas
Sra. Teodora Ramírez
Oficinas de la Asociación
Tel.: (81) 8333-6713
Correo e:
teoramirez@terra.com.mx
Reunión: tercer martes de cada mes de 16:30 a 18:00 horas

Grupo San Nicolás
Pico de Bolívar 1201-1
Col. Las Puentes
Onceavo sector San Nicolás
Reunión: segundo martes de mes de 19:00 a 20:30 horas
Grupos en formación: Sabinas Hidalgo, N. L. y Cerralvo, N. L.

OAXACA, OAX.

Asociación Oaxaqueña de Alzheimer y Enfermedades Similares, A.C.
Ma. Elena Gutiérrez Ruiz (presidenta) o Mayra Hernández
Segunda Privada de Jacarandas 204
Col. San Felipe del Agua
68020 Oaxaca, Oax.
Tels.: (951) 520-0526 • (951) 520-0403
Telfax: (951) 516-4571
Reunión: Casa Hogar "Los Tamayo", primer lunes de cada mes, 18:00 horas

PACHUCA, HGO.

**Asociación de Alzheimer
y Enfermedades Similares
de Hidalgo, A.C.**
Dra. Rita Esquivel Valdés
(presidenta)
Calle de Real de Catorce 101
Fracc. Real del Valle, Pachuca,
Hgo.
Telfax: (771) 719-4752 •
(771) 719-0296 y 97

**Dra. Rita Esquivel Valdés
(presidenta)**
Carretera Cubitos La Paz 122,
Fracc. Lomas Residencial
Pachuca,
42094 Pachuca, Hgo.
Tel.: (771) 719-4752
(horario matutino)

PUEBLA, PUE.

Dr. J. Sergio Juárez R.
Zacapoaxtla 14 Col. La Paz
Puebla, Pue.
Tel.: (222) 231-2074
Fax: (222) 294 1320
Cel. 04422 2238-4658
Correo e:
sjuarez@maxcom.com.mx /
amd44@starmedia.com

QUERÉTARO, QRO.

**Dra. Rosa Carvajal
directora médica**
M. en C. Carlos Galván
Director general
Centro Geriátrico Sinank'ay
Paseo Júrica 423 Fracc. Júrica
C.P. 76100 Querétaro, Qro.
Telfax: (442) 218-1827 •
218-0069 • 218-4905

REYNOSA, TAMPS.

**Asociación Reynosense
de Alzheimer y Enfermedades
Similares, A. C.**
Dr. Eliud Robles Almaguer
Consultorio y estancia geriátrica
Tres Picos 220
Col. Las Fuentes, Secc. Lomas,
entre calle Sierra Mayor
y Sierra Morena
88743 Reynosa, Tamps.
Telfax: (899) 951-4575
Correo e:
alzheimereynosa@yahoo.com

San Luis Potosí, S.L.P.

Asociación Potosina de Alzheimer y Enfermedades Similares, A.C.
Dra. Guadalupe del Pozo de Cabrero (presidente)
Calle Maples 186 Fracc.
Tecnológico
Telfax: (444) 833-3814,
841-6380
Correo e:
asocpotosinaalzheimer@prodigy.net.mx

Torreón, Coah.

Centro Alzheimer de la Laguna, A.C.
Casa de día "Juan Pablo II"
Dra. Blanca I. Martínez de De Alba
Hidalgo 2351 ote. Col. Centro
27000 Torreón, Coah.
Tel: (871) 713-2718
Correo e:
centroalzheimerlaguna@hotmail.com
Web: www.laguna2000.com/centroalzheimer

Veracruz, Ver.

Centro Geriátrico de Cuidados Especiales "Manantial de Luz"
Dra. Martha Lily Matuk Matar
Circunvalación Poniente 464
(entre Tulipanes y Bugambilias)
Col. Campestre Las Bajadas,
Veracruz, Ver.
Tel.: (229) 981-0947
Fax: (229) 981-2019
Web: www.manantialdeluz.com
Correo e:
estancia@manantialdeluz.com

Las personas del interior de la república interesadas en asistir a los grupos de apoyo necesitan comunicarse a los teléfonos indicados para saber o para confirmar día y hora en que se reúne el grupo de apoyo.

Autopsia y donación de cerebros

Funeraria Mercado, Mérida 203, Col. Roma, México, D.F., 5588 1912, con los señores Saúl Cancino Pérez o Fernando Zenil, servicios funerarios y traslado del cuerpo al Hospital General.

Hospital General de México, Doctor Balmis y Avenida Cuauhtémoc, Col. Doctores. Solicitar al jefe de los residentes de los Servicios de Patología al 5578-4608 o 5588-0188 ext. Patología, el servicio de una autopsia para el diagnóstico patológico y para la donación del cerebro del programa del doctor Raúl Mena del Instituto Politécnico Nacional. A su vez, comunicarse a la Asociación Mexicana para la Investigación de Enfermedades Neurodegenerativas y Plasticidad Cerebral, A.C., (Amienplac, A.C.), doctor Raúl Mena López, presidente, en Izamal 416, colonia Torres de Padierna, Delegación Tlalpan, Telfax: 5630-2839.

Información general

Para las personas interesadas en su crecimiento y desarrollo personal, así como para ayuda tanatológica e intervención en crisis, puede acudir a:
Tech Palewi
Pitágoras 567, Col. Narvarte
(a cuatro cuadras del metro Etiopía)
Tel.: 5523-7444
Correo e:
clinicaizcalcalli@techpalewi.org.mx

La Asociación Mexicana de Alzheimer y Enfermedades Similares, A.C. (AMAES) es una organización nacional, no lucrativa, que funciona con base en el trabajo voluntario de sus integrantes y es financiada con donativos y aportaciones exentos de impuestos.

Se constituyó en noviembre de 1987 como un recurso importante para hacerles saber a los familiares que no están solos, que existen otros que comprenden los problemas por los que están pasando y orientarlos con la información práctica y emocional que tan desesperadamente necesitan.

Su objetivo es promover y difundir el conocimiento de la enfermedad en tantos niveles como sea necesario, así como brindar ayuda y asesoría a los familiares a través de los grupos de apoyo.

Si usted tiene a un familiar con esta enfermedad, conoce a alguien que la padece o esta interesado en saber de ella, puede acudir a AMAES en Insurgentes Sur 594, 4º. piso, México, D.F., o comunicarse al telfax: 5523-1526.

Bibliografía

Abbagnano, Nicola, *Diccionario de filosofía*, 2a. ed., Fondo de Cultura Económica, México, 1966.

Acevez Estrada, Luis Mariano, *Desarrollo por el arte: un modelo centrado en la persona como alternativa para la experiencia estética*, tesis de maestría en orientación y desarrollo humano, Universidad Iberoamericana, México, 1991.

Allport, Gordon, *Pattern and Growth in Personalty*, Holt, Rinehart & Winston, Nueva York, 1961.

Alzheimer's Disease: Unraveling the Mistery. Department of Health and Human Services, National Institute of Health, núm. 02-3782, octubre de 2002, Maryland.

Alzheimer's Disease International, Factsheet 8, "Drug Treatments in Dementia", Londres, abril de 2000.

Alzheimer's Disease and Related Disorders Association, New England Journal of Medicine "Contemporary Long Term Care. Alzheimer's Challenge", Nueva Inglaterra, 2003.

Asociación de Familiares de Enfermos de Alzheimer, *Ya las ideas se pierden...* AFAB, Bilbao, 1992.

Blum Gordillo, Berta, *"Una historia demasiado humana: pobreza, migración y enfermedad terminal", en Maldonado Martínez, Ignacio (coord.), Familias: una historia siempre nueva*, UNAM / Porrúa, México, 1995.

Boletín del Día Mundial del Alzheimer, 21 de septiembre, 1999. Un saludo Princesa. Yasmín Aga Khan, presidenta de la Asociación Internacional de Alzheimer (ADI).

Buber, Martín, *Yo y tú*, Ediciones Nueva Visión, Buenos Aires, 1984.

Buscaglia, Leo, Born to Love, A Fawcett Columbine Book, Nueva York, 1992.

————, Cómo amamos los unos a los otros, Editorial Diana, México, 1986.

Carnevali, D. L. y M. Patrick, Tratado de geriatría y gerontología. 2a. ed., Nueva Editorial Interamericana, México, 1988.

Chris, Loy y Bob Woods, Caring for the Person with Dementia. A Guide for Families and Other Carers, Alzheimer's Disease Society, Londres, 1991.

Cohen, Donna y Carl Eisdorfer, The Loss of Self, W. W. Norton, Nueva York, 1986.

Congreso de Estados Unidos de América, Losing a Million Minds. Confronting the Tragedy of Alzheimer Disease and Other Dementias, Congressional Summary, Washington, 1987.

Copleston, Frederick, Historia de la filosofía, vol. IX, Editorial Ariel / Editorial Planeta Mexicana, Barcelona / México, 1992.

Corey, Gerald, I Never Knew I Had a Choice, Book's Cole, Monterey, CA, 1978.

Engelhart, M.J., A. Ruitenberg, J.C. Swieten, J.C.M. Witteman, A. Hofman y M.M.B. Breteler, Dietary Anti-Oxidants an the Risk of Dementia, The Rotterdam Study, Neurobiol Aging, 2000; 21 (Supl. 1), p. 5203.

Esquivel Ancona, María Fayne, Modelo de psicoterapia breve en la tercera edad, tesis de maestría en psicología clínica, UNAM, México, 1993.

Feil, Naomi, V/F Validation. The Feil Method. How to Help Disoriented Old-Old, Edward Feil Production, Cleveland, 1982.

Fish, Sharon, Alzheime's Caring for Your Loved One Caring for Yourself, Lion, Londres, 1990,

Frankl, Victor, La psicoterapia y la dignidad de la existencia, Editorial Almagesto, Buenos Aires, 1992.

Fromm, Erich, ¿Tener o ser?, Fondo de Cultura Económica, México, 1985.

Gallego Culleré, Jaime, *La enfermedad de Alzheimer*, ponencias de las primeras jornadas de la Asociación de Familiares y Amigos de Enfermos de Alzheimer de Navarra, España, 1992.

Garaudy, Roger, *Perspectivas del hombre, existencialismo, pensamiento católico, estructuralismo, marxismo*, Editorial Fontanella, Barcelona, 1970.

Gilhooly, Mary L.M., Steven H. Zarit y James E. Birren, *The Dementias. Policy and Management.* Prentice Hall, Englewood Cliffs, 1986, p. 10.

González Garza, Ana María, *Colisión de paradigmas. Hacia una psicología de la conciencia unitaria*, Universidad Iberoamericana, México, 1989.

Gutiérrez Saénz, Raúl, *Introducción a la antropología filosófica*, Editorial Esfinge, México, 1979.

Gwyther, Lisa P., *Care of Alzheimer's Patients: A Manual for Nursing Home Staff*, American Health Care Association / Alzheimer's Disease and Related Disorders Association, Durham, NC, 1985.

Harrison, *Principles of Internal Medicine*, 10a. ed., McGraw Hill, Nueva York, 1983.

Howell, Mary, *"Caretaker: Views on Responsabilities for the Care of the Demented Elderly"*, en *Journal of the American Geriatrics Society*, vol. 32, núm. 9, Maryland, 1984.

INEGI, *La tercera edad en México*, México, junio 1993.

Jee, Maggie y Liz Reason, *Who Cares? Information and Support for the Carers of Confused People*, Hamilton House, Londres, 1992.

Kavanaugh, Robert, *Facing Death*, Penguin Press, Baltimore, 1974.

Kitwood, Tom, *"How Valid is Validation Therapy"*, en Journal of Geriatric Medicine, Londres, abril de 1992.

_____, *"Person and Process in Dementia"*, en International Journal of Geriatric Psychiatry, vol. 8, Manchester, 1993, pp. 541-545.

Kitwood, Tom y Kathleen Bredin, *Person to Person A Guide to the Care of those with Failing Mental Powers*, Gale Center Books, Londres, 1992.

Krassoievitch, Miguel, *Demencia presenil y senil*, Salvat Mexicana de Ediciones, México, 1988.

Kübler-Ross, Elizabeth, *Questions and Answers on Death and Dying*, Collier Books McMillan, Nueva York, 1974.

———, *Sobre la muerte y los moribundos*, Ediciones Grijalbo, Barcelona, 1975.

Kushner, Harold S., *When Bad Things Happen to Good People*, Avon Books, Nueva York, 1981.

Lafarga Corona, Juan y José Gómez del Campo (comp.), *Desarrollo del potencial humano. Aportaciones de una psicología humanista*, vol. l, Editorial Trillas, México, 1978.

Landerreche, Gabriela, *Todavía queda mucho por compartir: mi experiencia con el Alzheimer*, Asociación Mexicana de Alzheimer y Enfermedades Similares / Editorial Jus, México, 1994.

Levin, Enid, Ian Sinclair y Peter Gorbach, Families, *Services and Confusion in Old Age*, Gower House, Aldershot, Hampshire, 1989.

Luypen, W., *Fenomenología existencial*, Ediciones Carlos Lohlé, Buenos Aires, 1967.

Mace, Nancy L., *"A New Method for Studing the Patients Experience of Care"*, en *The American Journal of Alzheimer's Care and Related Disorders Research*, Weston; MA, septiembre-octubre de 1989.

Mace, Nancy L. (ed.) *Dementia, Care, Patient, Family and Community*, The John Hopkins University Press, Baltimore, 1990.

Mace, Nancy L. y Peter V. Rabins, *The 36-Hour a Day, A Family Guide to Caring for Persons with Alzheimer's Disease, Related Dementing Illnesses and Memory Loss in Later Life*, The John Hopkins University Press, Baltimore, 1981.

Mace, Nancy L. y Peter V. Rabins, *Cuando el día tiene 36 horas*, Editorial Pax México, México 2004.

Mangone, C.A., R.F. Allegri, R.L. Arizaga y J.A.Ollari, *Demencia, enfoque multidisciplinario*, Ediciones Sagitario, Buenos Aires, 1997.

Ofman, William V., *Affirmation and Reality: Fundamentals of Humanistic Existential Therapy and Counseling*, Western Psychological Services, Los Angeles, 1976.

Ohno, Yoshitaka y Kevan Namazi, *Prevalence of Dementias in Japan: Difficulties in Registration and Data Collection*, ponencia presentada en el Octavo Encuentro Internacional y Conferencia Internacional sobre la enfermedad de Alzheimer, Bruselas, 1992.

Ortiz Monasterio, Xavier, *Para ser humano. Introducción experimental a la filosofía*, Universidad Iberoamericana, México, 1987.

Ortiz Quesada, Federico, *"La verdad en medicina"*, Excélsior, hace algunos años.

Pareja, Guillermo, Victor E. Frankl. *Comunicación y resistencia*, Premiá Editora de Libros, México, 1987.

Peretz Elkins, Dov, *Teaching People to Love Themselves*, Rochester, Growth Associates, Rochester, 1977-1978.

Portuondo, Juan A. y Francisco M Tamames, *Psicoterapia existencial gestáltica y psicoanalítica*, Biblioteca Nueva, Madrid, 1979.

Powell, Leonor S. y Katie Courtice, *Enfermedad de Alzheimer. Una guía para la familia*, Editorial Pax México, México, 1990.

Rappoport, León, *La personalidad desde los 26 años hasta la ancianidad. El adulto y el viejo*, Ediciones Paidós Ibérica, Barcelona, 1986.

Reisberg, Barry (ed.), *Alzheimer's Disease: The Standard Reference*, The Free Press. Nueva York, 1983.

Roach, Marion, *Another Name far Madness. A Family's Losing Battle With Alzheimer Disease*, The New York Times, Nueva York, 1983.

Robinson, Anne, Beth Spencer y Laurie White, *Understanding Difficult Behaviors. Same Practical Suggestions for Coping with Alzheimer's Disease and Related Illness*, Geriatric Education Center of Michigan / Eastern Michigan University, Ypsilanti, 1992.

Rogawski, Michael A, *Understanding the Optimal Treatment Approach to Alzheimer's Disease: The NMDA Receptors*. As a Novel Target, 11th National Alzheimer's Disease Education Conference: Bridging Research and Care, Chicago, 2003.

Rogers, Carl R., *El proceso de convertirse en persona*. Mi técnica terapéutica, Editorial Paidós, Buenos Aires, 1961.

Sharin, Newsletter of the Alzheimer's Disease Foundation Malaysia (ADFM), vol. 3, núm. 2, Petaling Jaya, Selangar, abril-junio de 2001.

Special Focus on Dementia. Participant's Handbook Alzheimer Disease and Related Disorders, 3a revisión, The Michigan Department of Mental Health, 1992.

Tanner, Frederick y Sharon Shaw, *Caring: A Family Guide to Managing the Alzheimer's*, The New York City Alzheimer's Resource Centre, Nueva York 1985.

The Alzheimer Society Of Canada, *Alzheimer's Disease: A Handbook for Care*, Toronto, 1991.

The American British Cowdray Hospital, *Vida Sana*, año IV; núm. 20, México, diciembre de 1987.

The Michigan Department of Mental Health, *Special Focus on Dementia. Participant's Handbook Alzheimer Disease and Related Disorders*, 3a. revisión, Caregiving Training Projects, 1992.

Toledano, Adolfo, "Significación de los 'bancos de cerebros' en la enfermedad de Alzheimer y otras demencias afines a debate", en Rovira Boada, M. y M. Antoine Selmes (eds.), 4th International Conference Systed '91, Barcelona, 1992.

Vida Sana, año IV, núm. 20, México, diciembre, 1987.

Viorst, Judith, *Pérdidas necesarias*, Plaza y Janés Editores, Barcelona, 1990.

Weissman, Avery D., *On Dying and Denying: A Psichiatric Study of Terminality*, Behavioral Publications, Nueva York, 1972.

Wilber, Ken, "On Being a Support Person", en The Journal of Transpersonal Psychology, vol. 20, núm 2, Palo Alto, CA, 1988.

Woods, Robert T., *La enfermedad de Alzheimer*, Asociación Mexicana de Alzheimer y Enfermedades Similares / Editorial Jus, México, 1994.

Yourcenar, Marguerite, *Con los ojos abiertos*. Entrevistas con Matthieu Galey, Emecé Editores, Buenos Aires, 1982.

Zarit, Steven H., Nancy K. Orr y Judith M. Zarit, *The Hidden Victims of Alzheimer Disease: Families Under Stress*, New York University Press, Nueva York, 1985.

2001-2002 Progress Report on Alzheimer's Disease, Department of Health and Human Services, National Institute of Health, núm. 03-5383, julio de 2003, Maryland.

2000 Progress Report on Alzheimer's Disease, National Institute of Aging, National Institute of Health, núm. 004859, Maryland.

Esta obra se terminó de imprimir
en mayo de 2009, en los Talleres de

IREMA, S.A. de C.V.
Oculistas No. 43, Col. Sifón
09400, Iztapalapa, D.F.